胡希恕 经方医学

经方里阴证（太阴病）

马家驹 著

全国百佳图书出版单位
中国中医药出版社
·北京·

图书在版编目（CIP）数据

经方里阴证：太阴病 / 马家驹著. —北京：中国
中医药出版社，2024.7（2025.8 重印）
ISBN 978-7-5132-8912-2

Ⅰ. R222.29
中国国家版本馆 CIP 数据核字第 2024LC7011 号

中国中医药出版社出版

北京经济技术开发区科创十三街 31 号院二区 8 号楼
邮政编码　100176
传真　010-64405721
万卷书坊印刷（天津）有限公司印刷
各地新华书店经销

开本 710×1000　1/16　印张 14.25　字数 195 千字
2024 年 7 月第 1 版　2025 年 8 月第 3 次印刷
书号　ISBN 978-7-5132-8912-2

定价　59.00 元
网址　www.cptcm.com

服 务 热 线　010-64405510
购 书 热 线　010-89535836
维 权 打 假　010-64405753

微信服务号　zgzyycbs
微商城网址　https://kdt.im/LIdUGr
官 方 微 博　http://e.weibo.com/cptcm
天猫旗舰店网址　https://zgzyycbs.tmall.com

如有印装质量问题请与本社出版部联系（010-64405510）

马家驹，副主任医师，博士，毕业于北京中医药大学，工作于首都医科大学附属北京中医医院。北京中医医院首届优秀青年中医师，北京中医药薪火传承3+3工程胡希恕名家研究室成员。担任北京中医药学会师承工作委员会副秘书长，北京中医药学会仲景学说专业委员会常委，北京中西医结合学会呼吸内科专业委员会常委、中华中医药学会感染病分会委员等职。长期跟随首都国医名师、当代著名经方临床家冯世纶教授学习经方临证，致力于胡希恕经方学术传承与临床，著有《胡希恕经方医学：六经入门讲记》《胡希恕经方医学：经方表证》《胡希恕经方医学：经方里证》《胡希恕经方医学：经方半表半里证（少阳病与厥阴病）》，主编《走近胡希恕》等。

本书简介

　　作者致力于胡希恕经方医学的传承与临床，长期主讲胡希恕经方医学课程，强调有体系地学习经方六经辨证，通过两个病性、三个病位的诊断标准，构建六经辨证体系，培养了大批基层临床医师，帮助诸多基层医师成长为当地明医，深受广大学员好评。

　　作者经过长期不断地思考总结，打破条文顺序，将条文、方证按照胡希恕经方医学体系重新归纳，将条文看作医圣张仲景的医案，解读其背后的临床思维。探求经方实质，凝练六经的诊断标准，提出经方辨证六步法，并通过图表、思维导图等形式帮助理解，厘清仲景的临床思维，构建完整的经方六经辨证体系。

　　本书内容浅显易懂，深入浅出，甚至对于中医爱好者而言，都是一本能够学好经方、学好《伤寒论》太阴病的入门书。通过两个诊断标准、三个治法、四个核心主药，深入浅出地、有体系地学习《伤寒论》太阴病，对学习经方、学习六经辨证、掌握张仲景太阴病临床思维，具有极大帮助。

前　言

漫言变化千般状，不外阴阳表里间。从八纲辨证来看，世间疾病的病位离不开表里，病性离不开阴阳。如经纬相交，病位、病性才能构成诊断。在八纲辨证看来，世间疾病只有四个证，分别是表阳证、表阴证、里阳证、里阴证（见表 1）。

表 1　八纲辨证示意图

病位＼病性	阳证（热证、实证）	阴证（寒证、虚证）
表	表阳证	表阴证
里	里阳证	里阴证

张仲景在《伤寒论》中创造性提出了半表半里的病位，病位从八纲辨证的两个病位发展成了三个病位，表、里、半表半里。这样一来，三个病位，两个病性，就构成了六个诊断，就是六经。因此，是仲景将八纲辨证发展成了六经辨证，六经来自八纲（见表 2）。

表 2　六经八纲关系表

病位＼病性	阳证（热证、实证）	阴证（寒证、虚证）
表	太阳病	少阴病

病位 ＼ 病性	阳证（热证、实证）	阴证（寒证、虚证）
半表半里	少阳病	厥阴病
里	阳明病	太阴病

六经来自八纲，六经的本质是三个病位、两个病性构成的六个诊断、六个证。辨六经就是辨三个病位、两个病性的过程。从病位而言，世间疾病只有三种，表证、里证、半表半里证，从病性而言，世间疾病只有阴证与阳证，病位、病性构成诊断（证），即三个病位各有阴证、阳证，分别是表阳证、表阴证、里阳证、里阴证、半表半里阳证、半表半里阴证，仲景分别称之为太阳病、少阴病、阳明病、太阴病、少阳病、厥阴病。

六经虽然体系简单，却是一个完整的理论体系，世间疾病，都可纳入六经辨证体系，故曰"六经钤百病"。后人尊仲景为医圣，不在于《伤寒论》的113方和398条，而是仲景通过《伤寒论》的113方和398条，给我们构建了一个完整的六经辨证体系。

表证的治法是汗法，具体药物是麻黄、桂枝、葛根、生姜、葱白，核心方证是以麻黄、桂枝为主构成的麻黄汤、桂枝汤，陷入于阴证，再加温阳扶正的附子，所以表证方证相对少，治疗相对简单。半表半里证虽然症状复杂，但方证不多，以柴胡剂为核心。三个病位中，里证的方证其实是最多的。

需要特别说明的是：

胡希恕经方医学将全部病位，分为"表证、里证、半表半里证"。——但是，在很多传统中医人的观念中，"里证"多特指治以吐下的里实证（不包含里虚证）。无论是当代《方剂学》教材，还是中医名著《医学心悟》，都明确提出："伤寒在表者，可汗；在里者，可下；其在半表半里者，唯有和之一法焉。"——"在里者，可下"，就把"里证"几乎约定俗成地界定为"里阳证（阳明病）"。

阴阳者万物之纲纪，察色按脉先别阴阳。在三个病位表里半基础之上，还要进一步分阴阳。里证具体分为里阳证的阳明病和里阴证的太阴病。

中医治法只有八个，汗吐下和温清消补，在表者汗而解之，在半表半里者和解之。在里证的时候，治法相对就更为复杂，方证也相对多，里证的篇幅就更多一些。

所以，我们在《胡希恕经方医学》系列图书之中，也要照顾很多读者这种约定俗成的习惯，把胡希恕先生所说"里证"，分为两本单独著作，一本是"经方里证"（特指很多人约定俗成"在里者，可下"的阳明病），另一本则是本书"经方里阴证（太阴病）"。

太阴病是里阴证，阳明病是里阳证，诊断很简单，掌握里证和阳证、阴证的诊断标准即可。阴阳共用一个诊断标准，世间疾病不是阴证就是阳证。阳明病的治法是祛邪，具体治法是吐、下、清，核心药物分别是大黄、生石膏、黄芩、黄连、黄柏、栀子。太阴病的本质是阴证，正气虚，机体功能沉衰不足，所以太阴病的主要治法是扶正补虚，具体分为补气、补血、补阴、补阳。代表药物是姜、桂、附、吴茱萸等温阳药。太阴病同样可以有邪实，就有了温吐、温下的扶正祛邪法，如大黄附子细辛汤。围绕三个治法、四个核心主药，可以构建起完整的仲景辨证太阴病的体系。

> 读伤寒，学仲景，用经方，辨六经。
> 三病位，表里半，两病性，别阴阳。
> 病万千，证简单，六诊断，八治法。
> 重体系，整体观，辨方证，是尖端。

马家驹

2024 年 1 月

目　录

第1节　通过辨寒热、虚实达到辨阴阳的目的

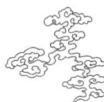

中医药大学开设的第一门课"中医基础理论"，开篇讲的就是阴阳。《黄帝内经》也格外强调阴阳的重要性，如"察色按脉，先别阴阳""谨熟阴阳无与众谋""阴阳者，天地之道也，万物之纲纪，变化之父母，生杀之本始"。明代张景岳精研《内经》（《黄帝内经》，下同），著有《类经》一书，其在《景岳全书·传忠录》中指出"阴阳为医道之纲领""凡诊病施治，必须先审阴阳"。笔者在《胡希恕经方医学·经方表证》一书中，也强调过辨别阴阳的重要性。

阴阳最初来源于古人对自然界的观察。假若你穿越回到远古社会，部落交给你个任务，让你观察总结自然界的规律。你会发现最直观的一个规律，自然界是昼夜交替，春夏秋冬四季轮回，春生夏长秋收冬藏，这就是自然界的规律。

那么白天和晚上、春夏和秋冬有何不同？

你会发现，白天热、晚上冷，春夏温暖，穿得少，秋冬寒凉，穿得多。我们之所以说昼为阳、夜为阴，是因为白天热、晚上寒。取类比象，中医通过热证、寒证来辨阴阳。热证为阳，寒证为阴。

那么，进一步追问，为何白天热，晚上寒？为何春夏热，秋冬寒？

是因为白天阳光充足，阳气实，夜晚无阳光，阳气虚。是自然界阳光、阳气的虚实决定了白天热、夜晚寒和春夏热、秋冬寒。自然界的阳

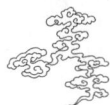

光、阳气，取类比象，就是人体的阳气、正气。

在白天，你可以工作、耕种、打猎，到了晚上身体疲乏，就需要睡觉休息，为第二天工作储备能量、休养生息。人体的正气如手机电量一样，白天手机电量充足，到了晚上就要充电。白天正气实，供给工作、劳动使用，晚上正气虚，就要睡觉充电。

需要强调，正是因为白天正气、阳气实，白天热，晚上正气、阳气虚，晚上寒，所以我们才说白天为阳，晚上为阴。有了寒热、虚实的不同，才有了阴阳。热证、实证归属于阳证，虚证、寒证归属于阴证。

《景岳全书·传忠录》曰："六变者，表、里、寒、热、虚、实也，是即医中之关键，明此六者，万病皆指诸掌矣。"张景岳的这句话道破了天机，如何万病皆指诸掌？通过病位辨表里，病性辨寒热、虚实。

阴阳相对抽象，寒热、虚实较为具体，临床上辨阴阳就落在辨寒热、虚实上面。只要把寒热、虚实辨别清楚，阴阳就清楚了。六经比八纲多了一个半表半里病位，张景岳的话，可以拓展：辨明三个病位表、里、半，辨明病性寒、热、虚、实，万病皆指诸掌。

寒热、虚实是阴阳的具体体现，临床中是通过辨寒热、虚实达到辨阴阳的目的。因此《医宗金鉴》认为"漫言变化千般状，不外阴阳表里间"。

从哲学来讲，阴阳者，万物之纲纪，阴阳是二分法，任何事物都可以分阴阳。有学者认为，不仅病性的寒热、虚实分阴阳，连病位的表里也分阴阳，如表属阳、里属阴。从哲学上来说是没有问题的，《黄帝内经》的阴阳，更多是哲学上的二分法。经方六经辨证体系下的阴阳很简单，指的是客观实在的病性的阴证、阳证。

方从法出、法随证立，辨证是论治的前提。六经的本质是三个病位、两个病性构成的六个证，辨六经就是辨三个病位、两个病性的过程，两个病性就是阴阳。察色按脉先别阴阳，别阴阳，就是辨阴证、阳证。《医宗金鉴》说：漫言变化千般状、不外阴阳表里间。阴阳也是指阴证、阳证。

从病性角度而言，世间一切疾病，不是阴证就是阳证。辨阴阳具体落实在辨寒热、辨虚实上，辨别寒热、虚实通过望闻问切来辨证。因此只要通过望闻问切的四诊合参，把寒热、虚实的病性辨出来了，阴证、阳证就明确了。

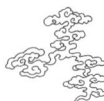

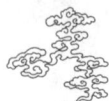

第 2 节　正气的虚实决定了阴阳

辨虚实，辨的是正气的虚实。传统观点的"邪气盛则实、正气夺则虚"，表面来看，实是邪气实、虚是正气虚，实际是不对的。

第一，从虚实的治法来看。虚则补之、实则攻之，或者实则消之，或者实则泻之。补的是正气而不是邪气，因此虚则补之，虚是正气虚，治法是补法。实则攻之，攻的是邪气，此时没有提补正、扶正，说明此时正气也实，不需要补。所以虚证是正气虚，实证是正气也实。

第二，从扶正祛邪角度来看。正气虚，就是虚证，虚则补之，治法是扶正或扶正祛邪。正气实，就是个实证，治疗不需要补虚即可，也就是实则攻之（不需要补虚）。

因此，我们强调，虚实取决于正气的虚实，而非邪气的虚实，正气的虚实决定了是虚证还是实证，进一步决定治法是补还是攻。正实则攻，正虚则补或攻补兼施。

张飞为阳证、林黛玉为阴证，这是结论。问题是怎么得出这个结论呢？答案很简单，就是通过望闻问切，四诊合参，发现张飞是实证（正气实）、热证，林黛玉为虚证（正气虚）、寒证，所以张飞是阳证、林黛玉是阴证。

阴阳是大的病性，具体表现在寒热、虚实上。我们通过辨寒热、辨虚实达到辨阴阳的目的。那么，辨寒热、辨虚实，哪个更重要？是寒热决定了虚实，还是虚实决定了寒热？

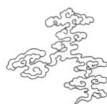

平常状态下，林黛玉正气虚，机体功能沉衰不足，气血不足，阳气虚不能温煦，平素就恶寒，比一般人穿得厚，喜欢温暖的环境，喝热水舒服等，表现为虚证、寒证，阴证；而张飞正气足，机体功能亢奋有力，不恶寒反恶热，穿得少，赤膊袒胸，脾气暴躁，喜欢寒凉环境，喜欢喝冷饮，表现为实证、热证，阳证。

寒证并不是因为感受了寒邪，而是正气虚，热证也不是因为感受了热邪，而是正气足。虚证决定了寒证，实证决定了热证。虚证→寒证，虚证、寒证→阴证；实证→热证，实证、热证→阳证。所以正气的虚实决定了寒热，决定了阴阳。因此正气的虚实比寒热更重要。所以张飞、林黛玉的根本不同点在于前者为实证（正气足）、后者为虚证（正气虚），这决定了前者是阳证、后者是阴证。

正气实→实证→热证→阳证。

正气虚→虚证→寒证→阴证。

胡希恕先生指出，机体功能亢奋、有余者为阳证，机体功能沉衰、不足者为阴证。

正邪交争贯穿于疾病的始终，邪气侵袭机体，正气与邪气相争，机体功能是亢奋还是沉衰，取决于正气本身的虚实，而非邪气的虚实。机体正气足，则正邪交争有力，症状则表现为亢奋、有余，为阳证；机体正气不足，则无力抗邪，症状则表现为机体功能沉衰、不足，为阴证。是正气的虚实决定了阴阳。

第 7 条：病有发热恶寒者，发于阳也；无热恶寒者，发于阴也。

表面来看，是通过症状来辨别，发热恶寒，属于阳证，无热恶寒，属于阴证。阴阳取决于发热与否，取决于寒热。透过现象看本质，发热恶寒还是无热恶寒，决定因素不在于邪气，而在于机体正气的虚实。

假若（请注意是假设）张飞、林黛玉一起外出淋雨着凉感冒了，外

第 2 节 正气的虚实决定了阴阳

5

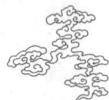

因、邪气是一样的，但为什么他们感冒的症状、证型不一样？治疗方法不一样？答案也很简单。

自然界中，白天阳气实，导致了白天热，决定了昼为阳。夜晚阳气虚（无阳光），导致夜晚寒，决定了夜为阴，同样道理，机体的寒热取决于机体正气的虚实。

张飞正气足，外感后，正邪交争剧烈，机体功能亢奋有余，可以表现为发热恶寒，发热恶寒者发于阳也，就是阳证的表证，是太阳病，可以用麻黄汤辛温发汗。

林黛玉正气虚，外感后，正气无力抗邪，机体功能沉衰不足，多表现为无热恶寒，无热恶寒者发于阴也，就是阴证的表证，是少阴病，需要扶正温阳解表，无汗用麻黄附子甘草汤，有汗用桂枝加附子汤。

张飞、林黛玉外感后的症状、证型，决定因素不在于外因的邪气，而是取决于内因本身正气的虚实。是正气的虚实决定了是寒证还是热证，是阴证还是阳证。因此，临床中辨别正气的虚实格外重要。对正气而言，其又分阴阳气血津液，如阴虚、阳虚、气虚、血虚、津虚。在经方体系下，正气更多指的是阳气。因此，阳气足的人，发病后正邪交争剧烈，机体功能亢奋，多表现为热证、阳证。阳气虚的人，发病后正气无力抗邪，机体功能沉衰不足，多表现为寒证、阴证。

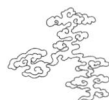

第3节 阴证、阳证的诊断标准及治法

世间疾病，从病性而言，只有两种，不是阳证，就是阴证。若辨阴证、阳证错误，治法、方药自然错误，不但无效，反而加重病情。因此张景岳说："伤寒纲领，唯阴阳为最，此而有误，必致杀人。"陈修园说："良医之救人，不过能辨认此阴阳而已；庸医之杀人，不过错认此阴阳而已。"

我们反复强调，辨三个病位、两个病性是基本功，绝对不能辨错，一旦辨错，后续的治法、方药都是错误的。胡希恕先生强调要先辨六经继辨方证。辨六经是大方向，不能错，六经不辨错的基础是三个病位、两个病性不能辨错。因此我们需要牢牢掌握三个病位、两个病性的诊断标准。

临床中，老老实实地把每一个患者的阴证、阳证辨别清楚。阴证、阳证，就是发生疾病后的人体代谢功能的改变。

为何出现代谢功能的改变？为何有六经八纲的一般规律反应？主要原因不是来自疾病的外在刺激，而是来自机体抗病的内在作用，源自正邪交争。邪气是外因，正气是内因。正气实，机体功能亢奋，代谢太过，表现为热证，属于阳证；反之，正气虚，机体功能沉衰，代谢不及，表现为寒证，属于阴证。

阴阳是辨证的结论，怎么辨阴阳？

阴阳是总纲、总的病性，虚实、寒热是具体的病性，辨阴阳要落实到辨寒热、辨虚实上。通过辨虚实、辨寒热，达到辨阴阳的目的。阴证、阳证是对患者整体病性的把握，是结论，是通过望闻问切四个角度，辨出虚实、寒热，从而得出阴证或阳证的结论。而不是先得出了阴证或阳证的结论，再去判断患者的寒热、虚实。所以，不要本末倒置，颠倒了阴阳和虚实、寒热的关系。

笔者在《胡希恕经方医学·经方表证》一书中强调过世间疾病的病性，不是阴证就是阳证，所以阴证、阳证共用一个诊断标准，非此即彼。

辨阴证、阳证的诊断要点如下。

1.望诊看精神状态。阳证多亢奋，阴证多沉衰，比如少阴病的但欲寐。

2.问口渴与否。热能伤津耗液，口渴多饮喜凉者为热证、阳证。不欲饮或喜热饮者为寒证、阴证。

3.大小便。阳证多大便燥结、小便红赤淋沥涩痛。阴证多便溏、小便清长。

4.舌诊。阳证多苔燥，阴证多润腻、胖大齿痕。舌苔的润燥比黄白更重要，因为舌苔润燥反映了寒热，进而反映了阴阳。

5.脉诊。沉取有力为阳，沉取无力为阴。正气（阳气）的虚实决定了寒热，决定了阴阳，因此更强调脉诊沉取有力者为实，为阳证，脉诊沉取无力者为虚，为阴证。

我们把上述五点作为辨别阴阳的诊断标准，整体把握，进而达到判断是阴证还是阳证的诊断目的。

阴证、阳证的治法。

方从法出、法随证立。辨阴阳的目的是论治，确定下一步的治法。

扶正祛邪贯穿疾病的始终，所以扶正祛邪是治则。从虚实、寒热角度来看，阳证的时候正气足，治法侧重于祛邪、清热，阴证的时候正气虚，治法是扶正、温阳，或扶正祛邪、攻补兼施。

阳证的时候，正气足，不需要扶正，只专注于汗、吐、下三法祛邪。表阳证，单纯麻、桂发汗即可；里阳证，有形之邪用吐法、下法祛邪，无形之邪热用清法。半表半里阳证，和解之中偏于清热。

　　阴证的时候，正气虚，更多强调阳气虚，虚则补之，所以强调用姜、桂、附来温阳补虚，侧重于扶正或扶正祛邪。表阴证，解表的同时需要加入附子。里阴证，温阳补虚为主的基础上，可以配伍吐法、下法。半表半里阴证，和解之中偏于温阳。

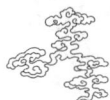

第4节 太阴病的诊断

我们还是需要再强调一遍：虚实，是正气的虚实，正气的虚实决定了发病之后正邪相争的状态，决定了机体功能是亢奋还是沉衰。不在于邪气的强弱，而在于正气的强弱。正气足，机体功能亢奋，多表现为热证，即阳证。正气虚，机体功能沉衰不足，多表现为寒证，即阴证。因此正气的虚实决定了阴阳。

表证分阴阳，太阳病和少阴病的共同点都是表证，不同点在于：太阳病是阳证、表阳证，少阴病是阴证、表阴证。同样道理，里证分阴阳，阳明病和太阴病的共同点都是里证，正邪交争反映于胃肠消化系统，出现了胃肠消化系统的症状反应，鉴别点在于阳明病是阳证，正气足，正邪交争有力，表现为实证、热证。而太阴病为阴证，正气虚，正气无力抗邪，表现为虚证、寒证。

从八纲辨证看来，阳明病、太阴病的诊断非常简单，无论何种疾病，只要同时符合里证、阳证的诊断标准，就是里阳证，仲景称之为阳明病，可以作为阳明病的诊断标准。反之，同时符合里证、阴证的诊断标准，就是里阴证，仲景称之为太阴病，可以作为太阴病的诊断标准。只要掌握了里证的诊断标准和阴阳共用的诊断标准，就能诊断出阳明病、太阴病。

在《胡希恕经方医学·经方里证》阳明病篇，我们已经详细解释了里证，是正邪交争的病位，指的是疾病的症状反映于胃肠消化系统，出

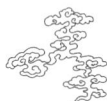

现了胃肠消化系统症状为主的时候，就是里证。消化科的疾病不见得一定是里证，反之皮肤疾病不见得都是表证，也存在里证的可能。

太阴病的诊断：一是依据提纲条文，二是从八纲角度，同时符合病位在里、病性属阴，即里阴证的太阴病。符合提纲条文的往往是典型症状的患者，相对较少，更多的时候，需要从八纲角度来诊断。因此需要我们掌握里证的诊断标准、阴证的诊断标准。

归纳里证的诊断标准如下。

1. 大便的异常。如便质的异常（便硬、便溏等）、排便频次的异常（便秘、下利）。

2. 小便的异常。如小便不利、尿频、小便短赤热痛等。

3. 月经的异常。如月经量、周期、痛经等。

4. 胃部的症状：纳差、呕吐、呃逆、胃胀、胃痛等。

5. 腹部的症状：腹痛、腹满、腹凉，或者腹诊的异常，如拒按疼痛等。

6. 脉诊：浮沉定表里，脉多沉。阳明病则脉沉滑数有力，太阴病则脉沉细弱无力。

7. 腹诊。因胃肠消化系统在腹部，所以容易合并腹部症状。除了问诊腹部症状的腹胀、腹痛外，需要重视腹诊的应用。如见到心下（胃脘）的痞满，可以加腹诊，感觉手下是濡软还是硬痛，见到腹痛，可以用腹诊去判断喜按还是拒按等。

临床上，只要见到胃肠消化系统症状、腹部症状、月经异常为主症，就能确定是里证。病性属阳者为阳明病，病性属阴者为太阴病，具体表现为里虚、里寒证。

太阴病的诊断标准为：里证＋阴证。常见症状如下：

1. 大便的虚寒症状。如便溏、下利等，也有便秘的情况。

2. 小便的虚寒症状。如小便清长、频数、夜尿频、饮水后小便多等。

3. 月经的虚寒症状。如月经量少或多，往往伴有腹部凉、痛经等。

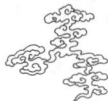

4. 胃部的虚寒症状。如胃部凉、不消化、喜热饮等。

5. 腹部的虚寒症状。如腹凉、喜温等。

6. 脉诊多沉弱无力。

7. 腹诊。腹部肌肉多松弛无力，多喜按。

273. 太阴之为病，腹满而吐，食不下，自利益甚，时腹自痛。若下之，必胸下结硬。

正邪交争，症状反映于胃肠系统的为里证。如太阴病提纲条文第273 条的症状：腹满、吐、食不下、自利、时腹自痛，都是胃肠系统的症状表现，病位在里。

太阴病为里阴证，因此太阴病提纲条文的症状是虚证、寒证的表现。阴证因为机体功能沉衰不足，容易形成寒性水饮，郁阻气机，则腹满，影响胃部气机则吐、食不下，寒性水饮下迫大肠则自利，寒主收引、水饮阻滞气机，轻则腹满，重则腹痛。太阴病属于正气虚、寒，不能攻下，用阳明病的下之更伤阳气、津液，则必胸下（胃脘）结硬。治疗当用四逆汤、理中汤为基础。

273. 太阴之为病，**腹满而吐**，食不下，自利益甚，时腹自痛。若下之，必胸下结硬。

372. 下利腹胀满，身体疼痛者，先温其里，乃攻其表。温里宜四逆汤，攻表宜桂枝汤。

66. 发汗后，**腹胀满者**，厚朴生姜半夏甘草人参汤主之。

第 273 条太阴病提纲条文，腹满是主症。第 372 条的腹胀满，属于里阴证的太阴病，当伴有下利清谷、手足厥逆、脉细弱无力甚则微细欲绝的情况，所以用四逆汤治疗。第 66 条是发汗后，伤津液，同时里有水饮，水饮郁阻、气机不利所致的腹满，用厚姜半甘参汤（**厚朴生姜半夏甘草人参汤，下同**）益气、宣气、温化水饮。

277. 自利不渴者，属太阴，以其脏有寒故也，当温之，宜服四逆辈。

本条可以看作张仲景的一个临床医案，类似一个患者找张仲景来看病，我们还原一下仲景看诊的场景。

患者：大夫，我拉肚子，一天好几次。

仲景：这是自利。口渴不渴？

患者：我不渴。怎么回事呢？

仲景：病机是脏有寒。

患者：诊断是什么？

仲景：六经辨证是太阴病。

患者：治法是什么？

仲景：当温之。

患者：用什么方呢？

仲景：宜服四逆辈。

仲景用了四逆辈治疗，效果很好，觉得这个案例比较典型，可以当作教学案例，于是就记录下来，就成了一个条文。我们之前也说过，《伤寒论》很多条文，都可以看作张仲景的临床医案，都可以按照六经辨证来分析，通过这些医案来反推仲景的临床思维。

老百姓就诊的时候，不会说我自利，而是说身体的症状，说我拉肚子，一天好几次。换成专业的术语，记录在病案中，就是自利。自利的病位在肠，属里证。口渴属热，因为热能伤津则口渴，反之不渴属寒。所以论中有"渴者属阳明"的说法，反之，不渴者属太阴。

本条的症状是自利、不渴，就是病位在里的阴证，即太阴病。太阴

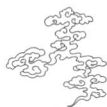

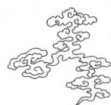

病的病机是"以其脏有寒故也"，治法是当温之，方证是四逆辈。

麻雀虽小五脏俱全，可以认为第277条是张仲景的一个完整的临床医案，有症状（自利不渴）、有诊断（属太阴）、有病机（以其脏有寒故也）、有治法（当温之）、有方药（宜服四逆辈）。

自利不渴者，属太阴。那么自利而渴者呢？其实就是阳明病的白头翁汤方证（见表1）。

表1　太阴病下利、阳明病下利比较

	太阴病下利	阳明病下利
条文	277.自利不渴者，属太阴，以其脏有寒故也，当温之，宜服四逆辈	373.下利欲饮水者，以有热故也，白头翁汤主之
症状	自利、不渴	下利、欲饮水者（自利、渴）
病位	里证	里证
病性	寒证、阴证	热证、阳证
诊断	里阴证，太阴病	里阳证，阳明病
治法	温之	清之
方药	四逆辈	白头翁汤

373.下利欲饮水者，以有热故也，白头翁汤主之。

仿照第277条的诊治思维与格式，本条完全可以拓展为：自利（下利）而渴者（欲饮水者），属阳明，以（其脏）有热故也，当清之，白头翁汤主之。

第277条、第373条，可以看作仲景治疗下利的两个案例，体现了辨阴阳的重要性，一个是太阴病下利，一个是阳明病下利，治法截然不同。大家可以想象，假若辨阴阳错误了，治疗还会有效吗？

临床上，辨寒热的一个关键就是问其口渴、是否欲饮、喜热饮还是喜冷饮、饮后是否舒服。

41.伤寒心下有水气，咳而微喘，发热不渴。服汤已渴者，此寒去欲

解也，小青龙汤主之。

61. 下之后，复发汗，昼日烦躁不得眠，夜而安静，不呕，**不渴**，无表证，脉沉微，身无大热者，干姜附子汤主之。

174. 伤寒八九日，风湿相抟，身体疼烦，不能自转侧，不呕，**不渴**，脉浮虚而涩者，桂枝附子汤主之。

277. 自利**不渴**者，属太阴，以其脏有寒故也，当温之，宜服四逆辈。

97. 血弱气尽，腠理开，邪气因入，与正气相搏，结于胁下。正邪纷争，往来寒热，休作有时，嘿嘿不欲饮食。脏腑相连，其痛必下，邪高痛下，故使呕也。小柴胡汤主之。服柴胡汤已，**渴者，属阳明**，以法治之。

244. 太阳病，寸缓关浮尺弱，其人发热汗出，复恶寒，不呕，但心下痞者，此以医下之也。如不下者，病人不恶寒而**渴者，此转属阳明也**。

仲景通过上述条文，告诉我们通过口渴与否辨寒热，进而辨阴阳。一个下利的患者，属于里证，若口不渴、饮水不多、喜热饮，说明没有热，那就是寒证、阴证，就是里阴证的太阴病，病机是"以其脏有寒故也"，治法是当温之，用方为四逆辈，用的就是六经辨证体系。反之，下利同时伴有口渴喜冷饮，则属阳明病下利，常用芩连柏方证的白头翁汤。

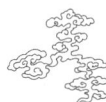

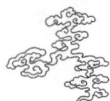

第 5 节　太阴病的治法

太阴病的本质是里的虚和寒，虚则补之、寒则温之。治法是固定的。

温阳就是扶正，理解了阴阳，我们就能理解扶阳学派，针对的也是正虚、阳虚，针对的是六经体系的阴证。学习扶阳学派最重要的是学他们如何辨阴阳，而不是方药。扶阳学派开山祖师郑钦安说："医学一途，不难于用药，而难于识症。亦不难于识症，而难于识阴阳。""发病损伤即有不同，总以阴阳两字为主。"都是在强调辨阴阳的重要性。

虚，指的是正气虚，正气虚有阳虚、阴虚、气虚、血虚的不同，经方体系下更强调是阳气。所以《伤寒论》中虚的治法是补阳，寒的治法是温阳散寒，殊途同归，实际治法是一致的，是补阳、温阳、散寒，代表药物就是姜、桂、附、吴茱萸。

正气包括阴阳气血津液等，但更主要指的是阳气。万物生长靠太阳，依赖的是阳光提供的温暖与热量，中医称之为阳气。人生活于自然界中，人与自然相统一，中医形象地认为人体的生命活动也依赖于阳气，阳气足则生命力旺盛，阳气虚则生命力沉衰不足。

如果一个患者表现为生命力旺盛、机体功能亢奋，我们就认为其阳气足。如果阳气过亢而表现为热证，属于有余的，就可以用药物去攻去泻去清热。反之，一个患者生命力不足、机体功能沉衰，我们就认为其阳气虚，属于不足的，就需要用药物去温阳补益扶正。

太阴病的常用药，就是姜、桂、附、吴茱萸。通过大黄、生石膏、芩连柏、栀子构建了阳明病体系，我们也会通过姜、桂、附、吴茱萸构建太阴病的体系。

胡希恕先生说机体功能亢奋者为阳，机体功能沉衰者为阴。而机体亢奋还是沉衰，是正邪斗争的外在表现，取决于正气的虚实。正气中我们更强调阳气，阳气虚的就是阴证，阳气足的就是阳证。但实际上，正气包括气、血、阴、阳。阴证具体包括阳虚、阴虚、气虚、血虚，需要扶正的都是虚证，治法都是补法，都是阴证。

张景岳认为：

气虚者，宜补其上，人参、黄芪之属是也。

精虚者，宜补其下，熟地、枸杞之属是也。

阳虚者，宜补而兼暖，桂、附、干姜之属是也。

阴虚者，宜补而兼清，门冬、芍药、生地之属是也。

阳虚的时候以四逆汤、理中汤为代表方。阴虚的时候以六味地黄丸、芍药甘草汤为代表方。气虚的时候以四君子汤、补中益气汤为代表方。血虚的时候以四物汤为代表方。从这个角度来说，补阳的四逆汤、补阴的六味地黄丸、补气的四君子汤、补血的四物汤，其对应证候都属于虚证、阴证，都属于太阴病。

太阴病属于里证，也有邪实在胃、在肠的情况。比如即使阴证的林黛玉，也可能会有不大便数日、腹胀、腹痛的情况，也需要攻下。只是林黛玉本身为阴证、阳虚，不能单纯攻下，需要在温阳强壮的基础上去吐下祛邪，这样就有了大黄、附子同用的大黄附子细辛汤方证，治法为下法＋温阳，属于温下治法。针对的就是阴证的患者存在邪实的特殊情况，本虚标实。同样，林黛玉也有应用吐法＋温阳的情况。

太阴病病机是里虚寒，本身也存在着吐法和下法的机会，但是机体功能沉衰不足，必须扶正祛邪，就有了温吐、温下的治法，比如大黄＋附子，或者考虑温下的巴豆类方。阳明病有三个治法：吐、下、清。太阴病也有三个对应治法，温吐、温下、温，只是温吐、温下的机会相对少，更常用的治法是温法，即温阳散寒。

第6节　四逆汤舍表救里的临床思维

四逆汤可以认为是阴证的代表方，温阳的代表方。详细分析一下其临床应用指征。

91.伤寒，医下之，续得下利，清谷不止，身疼痛者，急当救里；**后身疼痛，清便自调者，急当救表。救里宜四逆汤，救表宜桂枝汤。**

甘草二两，炙　干姜一两半　附子一枚，生用，去皮，破八片

上三味，以水三升，煮取一升二合，去滓，分温再服。强人可大附子一枚，干姜三两。

372.下利腹胀满，身体疼痛者，先温其里，乃攻其表。温里宜四逆汤，攻表宜桂枝汤。

上述两条的主症都是下利，属于里证。第91条的身疼痛是表证，第364条说不可攻表，说明存在表证未解。因此上述两条都是阴证的表里合病，即少阴太阴合病，治法都是先里后表。

第91条的"伤寒，医下之"，是错误治疗。对于一个阴证患者，错误的下之可以导致下利不止。如厥阴病提纲条文第326条所言"下之利不止"，太阴病提纲条文第273条的"太阴之为病……若下之，必胸下结硬"，都说明阴证不要轻易下之，更何况还是个伤寒表证未解。比如林黛玉，本身就是一个里虚寒的患者，下之都是苦寒攻下，更伤其阳、更虚

19

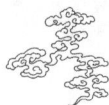

其里，导致下利清谷不止。

当前，大家很少见到因为下利脱水而休克死亡的。但是在古代卫生条件差，下利比较常见，没有输液、容量支持的技术，下利清谷不止完全可以导致容量不足而休克甚至死亡。所以仲景反复强调要高度重视下利，因为下利清谷、下利不止，都属于古代的危急重证。

为何要舍表救里？

一个患者，下利清谷、下利不止，导致脱水，容量不足，血压下降，灌注不足，进而四肢厥逆、脉细欲绝，类似 ICU 患者容量不足导致的休克状态，此时又有表证未解，属于阴证的表里合病。治疗上，你是有表先解表，发汗解表呢，还是要治疗休克呢？

假若此时解表，发汗更伤津液、阳气，雪上加霜，从西医学来看，会导致容量进一步不足加重休克，从中医角度来看，本来就是阳虚，发汗可能让正气随着汗出而外脱，所以即使有表，也绝对不能发汗。这就是第 91 条强调要"急当救里"；第 372 条强调要"先温其里，乃攻其表"。发汗更伤阳气、津液，导致虚性的胀满。表证不会死人，里证的下利不止会脱水休克死亡。四逆汤方证基础上，即使表证未解，治疗上也不能先解表，必须要舍表救里，先救命（救里）再治病（解表）。

解表为何用桂枝汤？

我们更看重阳气作用，因为阳气是功能的体现。有了阳气，津液才能化生。下利导致津液大伤、容量不足，津液、阳气虚损，胃肠功能虚弱，此时你喝下去的水，不能吸收，都会下利出去。假若你用熟地黄、麦冬来补充津液，脾失健运，缺少了阳气，所补充的也是不能吸收变化成为津液的。有形之血（津液）不能速生、无形之气（阳气）所当急固。此时已经是阳虚，不是人参健胃生津能够解决问题的，因此仲景用四逆汤温阳固阳、回阳救逆。经过四逆汤治疗后，阳气有所恢复，能够正常饮食、饮水，津液就能恢复。

里证缓解了，阳气、津液恢复，才能解表，去解决表证的身体疼痛。

虽然清便自调，但整体依然津液虚损不足，要发小汗，不能用麻黄汤发大汗，只能用桂枝汤调和营卫，微微发汗而不伤津液。

上述两条都属于是阴证的合病，表证是在少阴，里证是在太阴，属于少阴太阴合病。下利清谷不止、下利腹胀满，说明津液虚损明显，里证急迫，即使有表证，也不能发汗解表，只能舍表救里，先用四逆汤救里，再用桂枝汤解表。理解了上述两点，再看第364条，就很简单了。

364.下利清谷，不可攻表，汗出必胀满。

下利清谷是太阴病，不可攻表，说明表证未解，是表阴证的少阴病，所以本条是少阴太阴合病。里证急迫，表现为下利清谷，当舍表救里。如果错误地先解表，则更伤津液，汗出必胀满。

本条完全可以修改为：下利清谷（身疼痛者），不可攻表，汗出必胀满。（急当救里，救里宜四逆汤，清便自调者，急当救表，救表宜桂枝汤）

虽然条文说解表宜桂枝汤，但考虑到属于阴证，此时表证属于表阴证的少阴病，不如用桂枝加附子汤救表。

92.病发热头痛，脉反沉，若不瘥，身体疼痛，当救其里。四逆汤方。

发热、头痛、身体疼痛，是一个表证，表证的时候脉应该是浮的，脉反沉，脉沉病在里，说明这不是一个单纯表证。若不瘥，说明经过治疗，不瘥。

301.少阴病，始得之，反发热，脉沉者，麻黄细辛附子汤主之。

参考第301条，可能给了麻黄细辛附子汤表里双解，不瘥。此时，即使有发热、头痛、身体疼痛的表证，因为已经用过发汗解表，也伤津液，条文曰当救其里，说明里证急迫，脉沉细微明显，此时应该舍表救里，先用四逆汤救里。四逆汤治疗之后，再用桂枝加附子汤来发汗解表，所以第 92 条和第 91 条、第 372 条、第 364 条的意义是一样的，都是阴证的表里合病，少阴太阴合病。但因里证急迫，阳气、津液虚损明显，舍表救里，用四逆汤治疗。

323. 少阴病，脉沉者，急温之，宜四逆汤。

225. 脉浮而迟，表热里寒，下利清谷者，四逆汤主之。

第 323 条"少阴病，脉沉者"，脉沉，说明也是一个少阴太阴合病。津液阳气虚损到一定程度了，怎么办？急温之，说明是一个津液阳气虚损急迫的状态，用四逆汤救里，舍表救里。

第 225 条脉浮而迟、表热，脉浮、表热为表，脉迟为阴，说明是表阴证的少阴病。里寒、下利清谷，是太阴病，本条也是少阴太阴合病。因下利清谷、脉迟，里证急迫，当先救里，舍表救里，四逆汤主之。

上述几条强调要舍表救里。白通汤方证也是一个少阴太阴合病，白通汤方证也有下利，但白通汤方证下利的程度相对不重，津液虚损尚不急迫，仍可表里双解。

314. 少阴病，下利，白通汤主之。

315. 少阴病，下利脉微者，与白通汤。利不止，厥逆无脉，干呕烦者，白通加猪胆汁汤主之。服汤脉暴出者死，微续者生。

少阴病基础上，下利，可以用白通汤表里双解。如果下利重到一定程度，出现了下利清谷不止或厥逆无脉，当舍表救里，白通汤也不能用，应该把白通汤的葱白去掉，用附子、干姜或四逆汤来回阳救逆。所以胡希恕先生认为第 315 条的"利不止，厥逆无脉，干呕烦者"不能用白通加猪胆汁汤，而是用通脉四逆加猪胆汤。

表里合病治疗的三个原则：

1. 先辨阴阳。阳证的表里合病，先表后里或表里双解。
2. 阴证的表里合病，主要指少阴太阴合病。里证急迫则先里后表，舍表救里。里证不急迫则表里双解。
3. 外邪里饮的合病，表里双解。

少阴太阴合病，津液虚损轻者表里双解，如白通汤。重者用四逆汤舍表救里。正邪交争贯穿于疾病治疗的始终，阴证的时候，机体功能沉衰不足，正气不足，阳气虚衰，此时一定要先保命再治病，所以扶正的意义大于祛邪解表发汗的意义，这就是用四逆汤扶正温阳，而不加麻黄发汗解表。留得青山在，不怕没柴烧。

上述都是阴证的表里合病，治疗原则就是，里证不急迫，可以表里双解，如果里证急迫、津液阳气虚损明显，必须舍表救里，先扶正再祛邪，先保命再治病。当前肿瘤的治疗就陷入了一个误区，患者已经很虚弱了，津液阳气虚损不足，还要用苦寒清热的药物去抗肿瘤，结果就是肿瘤可能小了，人没了，得不偿失，所以我们反复强调，祛邪是为了扶正，不能为了祛邪而伤正气。治疗上，先辨人体正气的虚实，再决定侧重于祛邪还是扶正，始终不忘顾护正气。

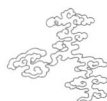

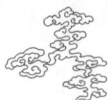

第 7 节　四逆汤是温阳基础方

津液是阳气之载体，所以下利清谷不止、大汗出可以导致津液、阳气丢失，比如桂枝加附子汤，就是因为发汗遂漏不止陷入阴证。

20.太阳病，发汗，遂漏不止，其人恶风，小便难，四肢微急，难以屈伸者，桂枝加附子汤主之。

353.大汗出，热不去，内拘急，四肢疼，又下利厥逆而恶寒者，四逆汤主之。

354.大汗，若大下利，而厥冷者，四逆汤主之。

第 353 条强调的是大汗出，导致津液丢失虚损，津伤不能濡养而内拘急，四肢疼。同时下利、厥逆、恶寒，都是津伤、阳气损伤、陷入于阴证的表现。四肢疼，也有可能是津伤导致的，也有可能是表证未解。即使四肢疼是表证，因为里证急迫、津液损伤明显，也要舍表救里，用四逆汤。

第 354 条，大汗伤津液、阳气，同时大下利，更伤津液、阳气，陷入阴证，导致厥冷（四逆），是津液损伤、陷入阴证的表现。需要用四逆汤温阳固脱、回阳救逆。

前面的几条四逆汤方证，是由于下利清谷所导致的陷入于阴证。第 353 条、第 354 条，在大汗出伤津液、伤阳气的基础上，同时下利，更伤津液阳气，又出现了厥逆、恶寒，类似津液虚损、容量不足、血压下降的休克状态，就是厥逆、四逆，需要四逆汤温阳回阳救逆。

388. 吐利汗出，发热恶寒，四肢拘急，手足厥冷者，四逆汤主之。

389. 既吐且利，小便复利，而大汗出，下利清谷，内寒外热，脉微欲绝者，四逆汤主之。

津液的丢失是有原因的。第 353 条、第 354 条是大汗出，又下利。第 388 条、第 389 条，是吐利汗出，大家可以体会一下，一个患者，上吐下利又汗出，吐下之余定无完气，肯定损伤津液阳气，出现了津液不能濡养的四肢拘急，较桂枝加附子汤条的"四肢微急、难以屈伸"更重。手足逆冷，可以看作吐、利、汗出导致津液、阳气虚损，是休克状态的标志，此时往往伴有小便量少、脉细弱无力，甚则脉微欲绝。第 389 条，在吐、利、大汗出的基础上，还有小便复利，更伤津液、阳气，所以脉微欲绝。即使有外热表证不解，也舍表救里。

要牢记汗吐下三法，用之不当，也容易伤人体的津液阳气，从而陷入阴证，表现为恶寒、手足厥冷、脉微欲绝，需要用四逆汤来回阳救逆。内在是一个虚、寒的状态，外热，一方面可能是跟表不解的热有关，另一方面也可能是浮阳外越的一种表现，所以第 225 条"表热里寒"、第 389 条的"内寒外热"，这个热是不能够清的。

225. 脉浮而迟，表热里寒，下利清谷者，四逆汤主之。

阴证合病，阳气津液虚损明显，应该舍表救里，先治以四逆汤救里，然后清便自调者，再用桂枝加附子汤微微发汗解表。

324. 少阴病，饮食入口则吐，心中温温欲吐，复不能吐。始得之，手足寒，脉弦迟者，此胸中实，不可下也，当吐之。若膈上有寒饮，干呕者，不可吐也，当温之，宜四逆汤。

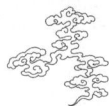

396. 大病瘥后，喜唾，久不了了，胸上有寒，当以丸药温之，宜理中丸。

少阴病在表，不会出现里证的胃肠消化系统症状表现。饮食入口则吐，属于里证，说明这是一个表里合病。始得之，手足寒，脉弦迟者，是虚寒的阴证，脉弦迟，主寒主虚。饮食入口则吐、心中温温欲吐、复不能吐，是胃中有寒邪，故曰胸中实，即胃中有寒性实邪。

有形之邪在胃用吐法，有形之邪在肠的时候需要用下法，本条以吐为主要症状，说明邪实在胃，机体拟通过吐法祛邪，但欲吐而不能吐，治疗上因势利导，给予吐法。需要注意，虽然用吐法，但本案是阴证，当用温吐法，不能单纯用瓜蒂散吐之，可考虑四逆汤送服瓜蒂散，或三物白散。

141. 病在阳，应以汗解之，反以冷水潠之，若灌之，其热被劫不得去，弥更益烦，肉上粟起，意欲饮水，反不渴者，服文蛤散；若不瘥者，与五苓散。寒实结胸，无热证者，与三物小陷胸汤。白散亦可服。

白散方药组成为：桔梗、巴豆、贝母。方后注曰：病在膈上必吐，在膈下必利。因此白散可用于第324条医案，通过温吐以祛除胃中寒性实邪。因寒性邪实在胃，不在肠，因此不能下之。如太阴病提纲条文第273条说"太阴之为病……若下之，必胸下结硬。"

阴证的情况下，机体功能沉衰，更容易形成水饮。若膈上（胸中）有寒饮，寒性水饮导致的水饮逆于胃而干呕，为何不能吐，要温之、温化水饮呢？

痰饮水湿本身也可以看作有形的邪气，但痰饮水湿产生的根源是机体功能沉衰不足的阴证，扶正比祛邪更重要，祛除痰饮水湿是治标，解决掉产生痰饮水湿的内环境才是治本。"肺为贮痰之器、脾为生痰之源"，治脾是杜绝生痰之源，比治肺更重要，说的就是这个道理。对于痰饮水湿，要用温药和之，温药去化饮，解决虚寒的状态以治本，而不是吐之，

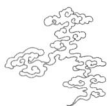

因为吐之更伤阳气、津液。

可以结合第396条提出的理中丸法，喜唾，久不了了，胸上有寒，其实是胸上有寒饮，水饮当温化，不可吐之，用理中丸温化水饮。因此第324条，若膈上有寒饮，即使有干呕，不可吐也，当温之，宜四逆汤。说明阳虚相对较重，如果阳虚轻证，可考虑甘草干姜汤、理中丸。

用四逆汤温阳化饮，下利清谷，膈上有寒饮，用的都是四逆汤，实际上和四逆汤中的干姜有关系，干姜温阳化饮。生姜晒干就是干姜。生姜能化痰饮，生姜晒干之后的干姜，同样具备温阳化饮作用，而且力量更大，所以姜还是老的辣。生姜质润，侧重于和胃化痰饮。而干姜辛辣偏燥，侧重于温胃化寒性水饮，在太阴病痰饮水湿证，生姜或干姜需要重视。

病痰饮者，当以温药和之，代表药物是生姜、干姜。干姜温阳且能化饮，所以干姜常用于治疗阳虚水饮，即寒饮证。比如小青龙汤中的干姜、理中汤的干姜、甘草干姜汤，都是与寒性水饮有关系。四逆汤也可以看作甘草干姜汤加附子。

本条的吐、胸中实、干呕，也要和瓜蒂散相鉴别。瓜蒂散治疗实邪、实证，而本条是虚寒水饮，只能温化，不能攻逐。

377. 呕而脉弱，小便复利，身有微热，见厥者难治，四逆汤主之。

前面条文讲的都是汗出、下利导致的津液、阳气虚衰而陷入于阴证。本条是因为呕，过多的频繁的呕吐，伤津液伤阳气，陷入于阴证，脉弱了。小便又复利，雪上加霜，津液阳气进一步损伤。身上有微热，或许是表证未解，或许是阴盛格阳、阳浮于外、阳气虚衰，所导致的一种虚热或者浮热，也可以认为是一个真寒假热的情况。此时见到四肢厥逆，加上脉弱，就能确定是津液阳气衰竭的阴证。四逆也是休克的一个标志性症状。身有微热，即使有表证，也要舍表救里，用四逆汤回阳救逆。

《伤寒论》中提到四逆汤的有 11 条。

甘草二两，炙　干姜一两半　附子一枚（生用，去皮，破八片）

上三味，以水三升，煮取一升二合，去滓，分温再服。强人可大附子一枚，干姜三两。

《神农本草经》对三味药物的认识。

附子，味辛，温。主风寒咳逆邪气，温中，金创，破癥坚、积聚血痕，寒湿，踒躄，拘挛膝痛不能行步。

干姜，味辛，温。主胸满，咳逆上气，温中止血，出汗，逐风湿痹，肠澼下利。生者尤良。

甘草，味甘平，主五脏六腑寒热邪气，坚筋骨，长肌肉，倍力，金疮肿，解毒，久服轻身延年。

药物的作用是由四气五味决定的，附子、干姜，辛温，辛味具有辛开的特点，但相对而言，附子走而不守、干姜守而不走。如王好古曰："附子，其性走而不守，非若干姜止而不行。而究其原因，在于附子走而不守，通行十二经，无所不至。"因此附子可表可里，三阴证皆可应用，而干姜更常用于半表半里阴证的厥阴病和里阴证的太阴病，一般不用于表阴证的少阴病。辛温的附子、干姜与甘草配伍，就形成了辛甘化阳的温阳作用。

下面，我们看一则《续名医类案》的医案：

张氏仆病经五日，发热，脉沉微，口燥，烦躁不眠。曰：发热为阳，脉沉微为阴，少阴症似太阳也。口燥烦躁，乃邪气内扰，当用麻黄附子细辛汤，以温少阴之经，而驱内陷之邪。或以子身安得阴症？别商瓜蒌滋解之法，症益甚。再脉之，沉微转为虚散，已犯条款，不得已，唯四逆汤一法，或亦可挽回。遂连进二服，是夜得睡，明日热退脉起而安。

发热只是一个症状，无法确定病位或者病性，因为六经皆有发热，要始终牢记《医宗金鉴》说的"漫言变化千般状、不外阴阳表里间"。

本案是表证的发热、半表半里证的发热，还是里证的发热？是阳证的发热还是阴证的发热？

主症是发热、口燥、烦躁不眠，看似阳证。脉沉取有力为实、沉取无力为虚。本案脉沉微，脉沉无力，说明是一个阴证，当从阴证论治，治法以扶正补虚、温阳为主，不能清热。如果伴有表证，则属于少阴病，可用麻黄附子类方或桂枝附子类方。本案说当用麻黄附子细辛汤，说明存在表证的特点，应该有无汗的症状，但本案并未提及。

再脉之，脉沉微转为虚散，脉有散象，出现了脱证的特点，说明阳虚已甚，导致阳气外脱外越，必须急救以回阳固脱。本案说唯四逆汤一法，其实已经是通脉四逆汤方证了，大剂量的同时，采取连服的服药方法，以回阳救逆。

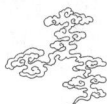

第8节　四逆汤应用的四个原则

　　通过四逆汤的条文，可以发现，条文的高频症状是下利清谷、四肢厥逆、脉微欲绝，大家不要认为见到下利清谷、四肢厥逆、脉细欲绝的时候才是四逆汤方证。你平常也见不到四肢厥逆、脉细欲绝的休克患者，住在 ICU 的休克患者请你去会诊，大概率治疗效果也不好，半死半生。

　　四逆汤中，附子一枚，干姜一两半，炙甘草二两。经考证，汉代一两是 15g 左右，附子一枚约 15g，干姜一两半约 22.5g，炙甘草 30g。原方服药方法是分温再服，再服就是服两次，所以实际服药剂量为附子 7.5g，干姜 11.25g，炙甘草 15g 左右，剂量并不大。

　　四逆汤可以看作温阳法的基本代表方剂，临床上只要确定了是阴证，就有姜桂附、四逆汤的应用可能。无非是病情重、急迫的时候四逆汤剂量大一点，病情稳定或不急迫的时候，小剂量的四逆汤同样可以应用。

　　临床运用四逆汤的四个原则：

　　1. 坚持辨证，有是证用是方。

　　方从法出、法随证立，辨证准确是论治的前提，是临床取效的关键。使用附子属于温阳法，针对的是阴证。假若在阳证的时候用了附子，自然会变证百出，被误认为附子中毒、药物不良反应，其实不在于药物，而在于辨证错误。有句俗语：大黄救人无功，人参杀人无过。人参用错了，也是毒药。你给张飞吃附子，肯定要出现不良反应或中毒的。因此，用附子的第一个大原则就是辨别阴阳，阴证才考虑用附子，阳证不能用附子。"桂枝下咽、阳盛则毙",同样道理,附子下咽也可阳盛则毙。扶阳学派开山祖师郑钦安说"医学一途,不难于用药,而难于识症。亦不难于识症,而难于识阴阳。"讲的就是用附子的道理,重点在于明辨阴阳。

2.附子剂量据证应用,以知为度,不盲目大剂量。

四逆汤中附子一枚,强人可大附子一枚。有学者测算,正常附子一枚是15g左右,若是强人,就是体质强壮高大者,可大附子一枚,30g左右。这也是三因制宜中因人制宜原则的体现。临床辨证,其实已经包含了三因制宜,因时、因地、因人。

根据体质的强弱决定药物的剂量,更重要的是根据证的轻重来确定药物的剂量。附子的临床用量还是从小剂量起,以知为度,中病即止,不要盲目地加大剂量。能用附子10g解决问题的,为何要用20g呢?就像之前讲麻黄解表,能用10g麻黄解表发汗,就不用20g麻黄去发汗。林黛玉出现了下利清谷、手足厥逆、脉细欲绝的时候,附子剂量大。若症状不急迫的情况下,少火生气,剂量小一些就行。

生附子的温阳力量大于炮附子,所以四逆汤、通脉四逆汤、通脉四逆加猪胆汤、四逆加人参汤、茯苓四逆汤是用生附子。真武汤、芍药甘草附子汤、附子汤、桂枝加附子汤是用炮附子。

3.注意配伍,要理解四逆汤为何加入甘草。

四逆汤中,附子一枚、干姜一两半、炙甘草二两。四逆汤是温阳的,甘草虽然不是温阳的,但甘草的剂量是最大的。甘草味甘性缓,可驾驭附子、干姜的辛温辛热,辛甘化阳,使附子、干姜的热缓慢释放,从而起到温阳作用,也有利用甘草来佐制附子毒性的作用。若无甘草约束,则干姜附子汤势大力猛,这类似十枣汤中的大枣,统领驾驭甘遂、芫花、大戟。

临床上运用四逆汤时,炙甘草的作用不容忽视,一定要注意甘草的剂量,比附子、干姜的量大。甘草干姜汤、桂枝甘草汤、甘草附子汤,

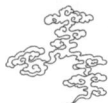

都体现了辛甘化阳的作用，通过甘草，把附子、干姜的热转化为人体需要的阳气。

4. 阴证的时候，剂量从小剂量加起。

阳证的时候，正气不虚，侧重于祛邪。阴证的时候，正气虚，侧重于扶正。"壮火食气，少火生气"，治疗应该温火去化，而不是大火急攻。冰冻三尺非一日之寒，所以对于慢性病的温阳也要慢慢温、慢慢养。就像煲粥，小火慢炖煮出来才香。对于阴证，病情急迫，则大剂量、频服以救逆。若病情不急迫的时候，可以用小剂量的四逆汤来温阳。这样患者服药后也舒服一些。否则欲速则不达，适速行天下。常采用附子、干姜、炙甘草各 6g，或小剂量四逆汤合当归芍药散来温中补虚、扶助正气。如果遇到四肢厥逆、脉微细弱、下利清谷时，可用附子 10g~15g，干姜 10g~15g，炙甘草 15g~20g。

临床中会有附子中毒事件，怎样避免附子中毒呢？

有病病受之，无病人受之。所谓的附子中毒，最常见的原因是辨证不准确、方证不相应，错误应用附子导致了不良反应，却让附子背了黑锅。其次是配伍不恰当，比如没有合入甘缓的炙甘草，再者就是药物剂量过大，煎煮时间不够长等。附子 15g 以上要先煎至少半小时，30g 以上先煎 2 小时。只要做到以上几点，基本能够妥善避免附子中毒事件的发生。

第9节 阴盛格阳的通脉四逆汤、通脉四逆加猪胆汤

《伤寒论》第7条、第11条，强调了辨别阴阳、辨别寒热。

7.发热恶寒者，发于阳也，无热恶寒者，发于阴也。

11.病人身大热，反欲得衣者，热在皮肤，寒在骨髓也。身大寒，反不欲近衣者，寒在皮肤，热在骨髓也。

上面两条大家都非常熟悉了。仲景如何运用呢？请看通脉四逆汤方证，共2条。

317.少阴病，下利清谷，里寒外热，手足厥逆，脉微欲绝，身反不恶寒，其人面色赤，或腹痛，或干呕，或咽痛，或利止脉不出者，通脉四逆汤主之。

甘草二两，炙附子大者一枚（生用，去皮，破八片），干姜三两（强人可四两）

上三味，以水三升，煮取一升二合，去滓，分温再服，其脉即出者愈。面色赤者，加葱九茎；腹中痛者，去葱，加芍药二两；呕者，加生姜二两；咽痛者，去芍药，加桔梗一两；利止脉不出者，去桔梗，加人参二两。病皆与方相应者，乃服之。

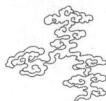

370. 下利清谷，里寒外热，汗出而厥者，通脉四逆汤主之。

通脉四逆汤方证的主症也是发热（外热），这个发热是阴证还是阳证？病位在表还是在里？仲景是如何辨证的？如何开出了通脉四逆汤方？

大家可以把上述两条看作仲景的两个医案。如果不告诉你答案，你能够推导出和仲景一样的处方吗？我们试着依据经方辨证六步法分析如下：

1. 四诊信息：下利清谷，里寒外热，手足厥逆，脉微欲绝，身反不恶寒，其人面色赤，或腹痛，或干呕，或咽痛，或利止脉不出者。

2. 辨阴阳：虽然有外热、面色赤的表现，但整体来看，下利清谷、手足厥逆、脉微欲绝，明显属于阴证，而且脉微欲绝，属于阴证的重证。

3. 辨病位：虽然有外热的表现，但并没有明显表证。下利清谷，说明病位在里。

4. 辨六经：属于里阴证太阴病的重证。

5. 治法：温阳扶正，回阳救逆。

6. 细辨方证：本案病机为下利清谷导致津液、阳气丢失，而表现为手足厥逆、脉微欲绝，类似血压下降的休克状态。阴证当有恶寒，为何不恶寒，反而外热、面色赤？这属于阳虚重证的一种特殊表现，即格拒证的阴盛格阳，也被称为真寒假热。外热、面色赤，是虚阳外越的表现，是真寒假热，不是表证。即使有表，也要舍表救里。属于四逆汤方证，但因为出现了格拒，说明是阳虚重证，需要回阳救逆，加大四逆汤的剂量，就是通脉四逆汤。甚则加入猪胆汁防止格拒，即通脉四逆加猪胆汤方。

通过这两个医案，说明临床最重要的基本功就是辨阴阳，也可以看作对第 7 条、第 11 条的具体阐释。

通过条文来看，通脉四逆汤方证和四逆汤方证的症状表现，都是下

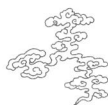

利清谷、手足厥逆、脉微欲绝，无非是多了一个外热、身反不恶寒、其人面色赤或咽痛，阴证患者出现上述症状，是阴盛格阳、真寒假热的表现，如果错误辨为热证、阳证，给予清热或攻邪治疗，后果不堪设想。

之前提出格拒证的诊断标准，我们温习回顾一下。

阴盛格阳：①辨证属于阴证，而且是阴证的重证。②同时在阴证基础上出现了一些阳热的表现（如发热、面赤），属于阴盛逼迫阳气外越。③症状比较急迫，属于急危重证时，就是阴盛格阳或真寒假热证。

阳盛格阴：①辨证属于阳证，而且是阳证的重证。②同时在阳证基础上出现了一些阴寒的表现（如手足逆冷），属于阳盛逼迫阴气外越。③症状比较急迫，属于急危重证时。就是阳盛格阴证或真热假寒证。

非急危重证，病情不重时，不能称之为格拒证。如厥阴病，也是阴证基础上有上热，上热下寒，但不说是阴盛格阳的格拒证。因为阴盛格阳证，属于阴证的重证，当回阳救逆，不能清热。

表 2 《医宗金鉴》辨阳盛格阴、阴盛格阳比较

阳盛格阴	阳盛格阴身肢厥	恶热烦渴大便难	沉滑爪赤小便赤	汗下清宜阴自完
阴盛格阳	阴盛格阳色浅赤	发热不渴厥而烦	下痢尿清爪青白	浮微通脉复阳还

可以用格拒证的诊断标准，看《医宗金鉴》（见上表 2）辨阳盛格阴、阴盛格阳。以阳盛格阴为例，恶热、烦、渴、大便难、脉沉滑、爪赤、小便赤，典型阳证、热证，但出现了身肢厥，整体辨证属于重证的阳证、热证，所以身肢厥考虑是假寒，并非真寒，属于阳盛格阴，治疗仍从阳证论治，力度加大，治以祛邪、清热、攻下等。

干姜附子汤的昼日烦躁不得眠，也可以看作格拒证的表现。

61.下之后，复发汗，昼日烦躁不得眠，夜而安静，不呕，不渴，无表证，脉沉微，身无大热者，干姜附子汤主之。

就像夏天的时候，房间里面空调开得太冷，人在里面待不住，就往外面跑。类似道理，体内太寒，逼迫阳气外越，就是格拒证。只有把房

间温度调高了，人才能回到房间。身体的寒邪温化了，阳气才能回归。阴盛格阳的本质是阴证，而且是阴证重证，往往是急危重证，所以需要加大剂量、重剂温阳。

通脉四逆汤是在四逆汤基础上，附子用大附子一枚、干姜加量为三两，甘草剂量不变，较四逆汤温阳力度增大，以通脉救逆。通脉四逆汤，一方面说明四逆，另一方面说明脉绝、脉微细弱的程度更重，本方作用是使微细弱的脉恢复正常，也强调了脉诊的重要性（见表3）。

表3　四逆汤与通脉四逆汤的剂量对比

	附子	干姜	炙甘草
四逆汤	附子一枚，生用，强人可大附子一枚	干姜一两半，强人可干姜三两	甘草二两炙
通脉四逆汤	附子大者一枚，生用	干姜三两，强人可四两	甘草二两炙

390.吐已下断，汗出而厥，四肢拘急不解，脉微欲绝者，通脉四逆加猪胆汤主之。

甘草二两　炙干姜三两，强人可四两　附子大者一枚（生，去皮，破八片）　猪胆汁半合

上四味，以水三升，煮取一升二合，去滓，内猪胆汁，分温再服，其脉即来，无猪胆，以羊胆代之。

第390条，吐已下断，见于吐下之后，汗出，更伤津液伤阳气，出现了厥、四肢拘急不解、脉微欲绝者，都是津液、阳气虚衰，陷入阴证的表现，是四逆汤重证，当用通脉四逆汤回阳救逆。加猪胆汁，说明存在格拒证的表现，加猪胆汁以防治格拒。

366.下利，脉沉而迟，其人面少赤，身有微热，下利清谷者，必郁冒汗出而解，病人必微厥。所以然者，其面戴阳，下虚故也。

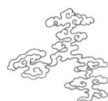

下利，伤津液伤阳气，脉沉而迟，下利清谷者，也是四逆汤方证。因已出现面少赤、身有微热，符合阴盛格阳的诊断标准，属于格拒证的通脉四逆汤方证。条文说面少赤、身有微热，病机为"其面戴阳，下虚故也"，就是阴盛格阳的意思。

需要注意，本条属于阴证，本不应发热。面少赤、身有微热，也有可能是阳气来复的表现，如果正气来复，正气奋起逐邪，郁冒汗出而解。类似战汗病机，多见于正虚或久病患者，正气来复，正邪相争、祛邪外出时，多见到战汗。因此条文说"必郁冒汗出而解，病人必微厥"。微厥，就是稍微四逆，说明不是真正的通脉四逆汤方证。

本条有证无方，但经过分析，本条当属于通脉四逆加猪胆汤方证，可以调整顺序为：

下利，脉沉而迟，其人面少赤，身有微热，下利清谷者，其面戴阳，下虚故也（通脉四逆加猪胆汤主之）（若）病人微厥，必郁冒汗出而解。

从第 390 条的症状来看，是通脉四逆汤方证，为何仲景加猪胆汁，称之为通脉四逆加猪胆汤？

四逆汤方证重证，出现了阴盛格阳的表现，属于格拒证。一方面需要加大温阳救逆的力度，用通脉四逆汤。但阴盛格阳，存在格拒，此时服热性药往往格拒不受，所以加入猪胆汁以反佐，属于热因寒用之法。阴盛格阳证，古人强调热药冷服的服药方法，也都是避免药物的格拒。

猪胆汁、人尿是性味苦寒的液体，能够敛降欲脱的浮阳，治疗阴盛格阳，避免药物格拒，假若单纯阳虚，没有格拒，则不用猪胆汁或人尿。此时用猪胆汁只是为了解决药物格拒的问题，并不是利用猪胆汁来滋阴养液的，也不是用猪胆汁来寒凉清热的。

四逆汤方证重证，用通脉四逆汤，其实通脉四逆汤证也有格拒的表现，只是相对不重。若格拒症状明显，再加入猪胆汁避免药物格拒、收

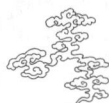

敛浮阳，即通脉四逆加猪胆汤。

《伤寒论》第315条（少阴病篇）讲过，白通加猪胆汁汤，应该是通脉四逆加猪胆汤。因为第315条也是一个阴盛格阳证，利不止、厥逆、无脉的四逆汤方证重证基础上，出现了干呕、烦的假热表现，即使有表证，也要舍表救里，不应该用白通汤解表发汗，只能回阳救逆，且出现了格拒，因此应该是通脉四逆加猪胆汤。

315.少阴病，下利脉微者，与白通汤。利不止，厥逆无脉，干呕烦者，白通加猪胆汁汤主之。服汤脉暴出者死，微续者生。

第 10 节　干姜附子汤

干姜附子汤也属于四逆汤类方，即四逆汤去炙甘草。

59. 大下之后，复发汗，小便不利者，亡津液故也。勿治之，得小便利，必自愈。

60. 下之后，复发汗，必振寒，脉微细。所以然者，以内外俱虚故也。

61. 下之后，复发汗，昼日烦躁不得眠，夜而安静，不呕，不渴，无表证，脉沉微，身无大热者，干姜附子汤主之。

干姜一两　附子一枚，生用，去皮，切八片

上二味，以水三升，煮取一升，去滓，顿服。

三条条文都是下之后、复发汗的错误治疗。津液是阳气的载体，所以阳气藏在津液中。错误的下之、复发汗，伤津液伤阳气，亡津液、亡阳，遂陷入于阴证，内外俱虚。

可以把第 61 条看作仲景的一个医案。一个患者，下之后，复发汗，出现了昼日烦躁不得眠。烦躁不得眠看似精神亢奋，似乎属于阳证，但需要整体来辨别。烦躁不得眠有两种可能：阳盛热证的烦躁不得眠，阴证的阴盛格阳、阳气外越的烦躁不得眠。前者是阳证，当昼夜都有烦躁。但这个患者却是夜而安静，并不烦躁。因为昼日属阳，夜晚属阴，昼日

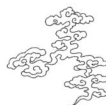

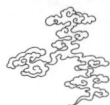

的时候，人体阳气借助于自然界阳气的帮助，能够奋起抗邪而烦躁。夜晚属阴，人体阳气无力抗争而安静。加上后面的不渴、脉沉微、身无大热，故辨证为阴证的烦躁不得眠。

本条更多强调了排除法。口渴属阳明，不渴就排除了阳明，属于太阴。从病位角度而言，世间疾病只有三种，表、里、半表半里。不呕除外了半表半里，不渴除外了热证的阳明病，无表证除外了表证的太阳和少阴，那么只剩下里证的太阴病了。因此本案诊断为太阴病。

太阴病本应精神状态沉衰，反而出现了昼日烦躁不得眠，不是什么好事情，且脉沉微，属于阴证重证基础上伴见假热，诊断为格拒证，阴盛格阳，是浮阳外越的表现。

第174条的"不呕、不渴"也体现了排除法。有些阳性症状有助于确诊，阴性症状有助于排除。这些症状是必问的，比如有无鼻塞、流鼻涕、喷嚏？有，则确诊为表证，无则排除了表证。又如有无口渴？有则属于阳明病，无则排除阳明病，考虑太阴病。

174. *伤寒八九日，风湿相抟，身体疼烦，不能自转侧，**不呕，不渴**，脉浮虚而涩者，桂枝附子汤主之。若其人大便硬，小便自利者，去桂加白术汤主之。*

干姜附子汤方证是格拒证，阴盛格阳，附子、干姜回阳救逆。可以用四逆汤治疗，甚则通脉四逆汤或通脉四逆加猪胆汤。为何仲景去甘草，只用附子、干姜？

甘草味甘性缓，有缓急迫的作用。大承气汤重点在于攻下，所以无甘草。调胃承气汤在于泻热而非通腑攻下，故加甘草。四逆汤方证的重证，只是加大了附子、干姜剂量，并没有增大甘草剂量，增强的回阳救逆作用，就是通脉四逆汤。在危急重证时，回阳救逆急迫的时候，也常常单用参附之类，不加甘草，也是为了避免甘草的甘缓，利于迅速起效。

从煎服法来看，四逆汤和通脉四逆汤煎服法都是：以水三升，煮取一升二合，去滓，分温再服。干姜附子汤是：以水三升，煮取一升，去滓，顿服。

干姜附子汤可以认为是四逆汤去甘草，单用附子一枚、干姜一两，虽然干姜量比四逆汤略小，但一方面是"煮取一升，顿服"，且少了甘草的甘缓，故实际温阳力度较四逆汤为大。

胡希恕先生认为本条无下利清谷等急迫症状，故去甘缓的甘草。方证的发展都是从单方到复方，从简单到复杂，对于阴证，古人可能单用附子或干姜，后来发现附子、干姜合在一起，温阳力度更大，就形成了干姜附子汤。临床实践中，古人发现如果见到了下利清谷等急迫症状，再合入一个甘缓的甘草，疗效更好，这样就形成了四逆汤方。因此，干姜附子汤要早于四逆汤。与其说干姜附子汤是四逆汤去甘草，不如说四逆汤是干姜附子汤加甘草而来。

干姜附子汤方证，有昼日烦躁不得眠，属于阴盛格阳的表现，但夜而安静，并不总是烦躁，与已经四逆的患者相比，相对偏轻，本方证也可以直接用四逆汤来治疗。若症状急迫，可去甘草，或者四逆汤加量，用通脉四逆汤，甚则通脉四逆加猪胆汤。

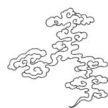

第11节　四逆加人参汤、茯苓四逆汤

四逆加人参汤、茯苓四逆汤也是四逆汤类方。

385.恶寒，脉微而复利，利止亡血也，四逆加人参汤主之。

甘草二两　炙附子一枚，生，去皮，破八片　干姜一两半　人参一两

上四味，以水三升，煮取一升二合，去滓，分温再服。

本条也是下利导致津液伤、阳气不足，出现了恶寒、脉微，属于四逆汤方证。利止原因可能有二：一者有可能是阳气来复、机体功能恢复的利止，二者是下无可下的利止。本条属于后者，故曰利止亡血也。亡是丢失、亡失的意思，较四逆汤方证的下利清谷更重，已经利无可利了，津液已经亡失了，所以仲景在四逆汤的基础上，加人参健胃生津液。

本方证可与白虎加人参汤互参。都是津伤不足、津气损伤明显，加人参健胃益气生津液。

69.发汗，若下之，病仍不解，烦躁者，茯苓四逆汤主之。

茯苓四两　人参一两　附子一枚，生用，去皮，破八片　甘草二两，炙　干姜一两半

上五味，以水五升，煮取三升，去滓，温服七合，日二服。

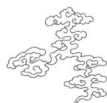

发汗、若下之，病仍不解，已经属于坏病了。不是表证，所以发汗不解，不是阳明腑实，所以下之不解。如何治疗？仲景在第 16 条提出，要坚持辨证论治，观其脉证，知犯何逆，随证治之。

16. 太阳病三日，已发汗，若吐，若下，若温针，仍不解者，此为坏病，桂枝不中与之也。观其脉证，知犯何逆，随证治之。

发汗、若下之，伤津液、伤阳气，陷入于阴证。病仍不解的基础上，出现了烦躁，说明是阴证的烦躁，也是阴盛格阳、浮阳外越，当回阳救逆，不能清热。单纯从症状来看，类似干姜附子汤方证，都有发汗、下之的错误治疗，陷入于阴证，同时出现了烦躁的表现，只能确定属于四逆汤类方方证，为何加茯苓？

61. 下之后，复发汗，昼日烦躁不得眠，夜而安静，不呕，不渴，无表证，脉沉微，身无大热者，干姜附子汤主之。

之前讲过方证相应的思想。方从法出、法随证立。方是据证而来的，我们开的方要和患者的证相应，就是方证相应。因此可以采用以方测证的思路，帮助我们理解。

茯苓四逆汤就是四逆加人参汤基础上，再加茯苓四两。就像白虎加人参汤＝白虎汤＋人参，四逆加人参汤＝四逆汤＋人参，茯苓四逆汤＝四逆加人参汤＋茯苓。

四逆加人参汤方证，是因为利无可利，津液亡失，加人参健胃益气生津液。在四逆加人参汤方证的基础上，见到了烦躁，大概率是发汗、下之损伤阳气津液，陷入于阴证的烦躁。如果是一个阴盛格阳的烦躁，此处应该用通脉四逆汤，甚者通脉四逆加猪胆汤。但没有用通脉四逆汤，也没有加猪胆汁，说明不是阴盛格阳的烦躁。加入了茯苓四两来治疗烦躁，说明此处的烦躁和茯苓有关系。

《神农本草经》茯苓：味甘平。主胸胁逆气，忧恚，惊邪恐悸，心下结痛，寒热烦满，咳逆，口焦舌干，利小便。久服安魂养神，不饥延年。

茯苓能治疗胸胁逆气，忧恚，惊邪恐悸，心下结痛，寒热烦满，咳逆，口焦舌干。本质上都是水饮上逆、水饮内停所致。所以茯苓通过利小便达到宁心安神的作用，主治的是水饮上逆的惊邪恐悸等。茯苓四逆汤方证的烦躁，用茯苓来治疗，说明是水饮上逆、凌心的烦躁。

烦躁是一个症状，如果属于热证的烦躁，我们需要用黄连、栀子来清热，用龙骨、牡蛎来镇静安神，能用茯苓解决的烦躁，必然不属于热性的烦躁，是水饮上逆、水饮凌心所导致的心悸烦躁。

假若是单纯的阳虚、津液虚，没有水饮内停上逆，仲景也不会用茯苓来进一步淡渗利水加重津液的损伤。所以本条应该是在四逆加人参汤方证的阳虚、津液不足的基础之上，存在一定的水饮凌心导致的心悸烦躁的表现，所以不用黄连、栀子清热，不用龙骨、牡蛎镇静安神，只是加入茯苓四两来利水、宁心安神治烦躁。

可以认为四逆汤是阴证的代表方。见到下利清谷、四肢厥逆、脉微弱，属于四逆汤方证。阳虚重证或轻度的格拒证，有两个办法，一个是加大附子、干姜剂量，即通脉四逆汤，一个是去掉甘缓的甘草，即干姜附子汤。若格拒证明显，如伴见烦躁等，加猪胆汁、人尿等，即通脉四逆加猪胆汤。

四逆汤基础上，伴有津气大伤，如表现为利无可利的时候，加人参，即四逆加人参汤。伴有水饮而烦躁心悸者，再加茯苓，即茯苓四逆汤。

第12节 芍药甘草附子汤

芍药甘草附子汤是阴阳双补的代表方。

59. 大下之后，复发汗，小便不利者，亡津液故也。勿治之，得小便利，必自愈。

60. 下之后，复发汗，必振寒，脉微细。所以然者，以内外俱虚故也。

第59条、第60条，理解起来比较简单，大下之后，再加上复发汗的错误治疗，导致津液不足，津液是阳气之载体，津液虚，就会阳气虚，亡津液就是亡阳。主要表现为小便不利（小便难）、振寒（恶寒）、脉微细。小便不利、必振寒，与第20条的桂枝加附子汤方证的恶风、小便难病机类似，都是错误治疗损伤津液、阳气的表现。所以然者，以内外俱虚故也。

20. 太阳病，发汗，遂漏不止，其人恶风，小便难，四肢微急，难以屈伸者，桂枝加附子汤主之。

辨阴阳，最终落实在辨正气的虚实，阳证的时候正气不虚，所以三阳证的治疗侧重于汗、吐、下三法祛邪，阴证的时候，机体功能沉衰不足，本质是正气不足，所以三阴证治疗侧重于扶正或扶正祛邪。第59条的"勿治之"就是不要再错误治疗了，得小便利，必自愈。小便不利是亡失津液，小便利说明津液恢复了，阴阳和，疾病就向愈了。

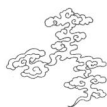

如果津液阳气损伤不重，可等待机体功能自我恢复，如果津液阳气虚弱明显，就需要用上一些温阳的药物来扶助正气，振奋机体，比如用四逆汤类方治疗，温阳生津液。

68. 发汗，病不解，反恶寒者，虚故也，芍药甘草附子汤主之。

芍药甘草各三两　　炙附子一枚（炮，去皮，破八片）

上三味，以水五升，煮取一升五合，去滓，分温三服。疑非仲景方。

70. 发汗后，恶寒者，虚故也。不恶寒，但热者，实也。当和胃气，与调胃承气汤。

发汗，病不解，反恶寒者，虚故也，和第70条是一个意思。往往是过汗、大汗、不正确的发汗，损伤了阳气津液，陷入于阴证，表现为阴证的恶寒的状态，病机是正气虚故也。

芍药甘草附子汤方证的病机，也是一样的。发汗，病不解。用发汗来治疗，说明存在表证，为何病不解？原因比较多，如外邪里饮，不是单纯表证，单纯发汗是不解的，如第28条桂枝去桂加茯苓白术汤方证是外邪里饮，虽有表证，服桂枝汤发汗而病不解。

28. 服桂枝汤，或下之，仍头项强痛，翕翕发热，无汗，心下满，微痛，小便不利者，桂枝去桂加茯苓白术汤主之。

桂枝汤方后注说："遍身漐漐微似有汗者益佳，不可令如水流漓，病必不除。"发汗力度过大，导致汗出过多，如水流漓，不仅表证不解，而且津液阳气损伤。

芍药甘草附子汤方证是阴阳两虚，芍药、甘草酸甘化阴养津液，附子、甘草辛甘化阳温壮阳气。最大的可能，第68条存在表证，可能是发汗力度过大，损伤津液和阳气，陷入于阴证，正气虚损，反恶寒。用芍药甘草附子汤温阳养阴生津液。条文只是说恶寒，没有提到四逆、脉微细等情况，说明尚未达到四逆汤方证，所以不用干姜。

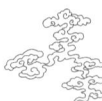

发汗病不解，反恶寒者，虚故也，陷入于阴证，不见得一定是芍药甘草附子汤方证，存在以下可能。

1. 如果表证依然存在，就是少阴病，用桂枝加附子汤。

2. 无论表证已解或未解，只要亡津液亡阳气，出现了四逆、脉微欲绝，舍表救里，用四逆汤治疗，甚至是通脉四逆汤、通脉四逆加猪胆汤。

3. 表证已解，就是太阴病，津液阳气虚损尚可，可静养，待阳气津液恢复，如第59条的"勿治之，得小便利，必自愈"。

4. 表证已解，津液虚损较四逆汤方证轻，可用芍药、甘草酸甘化阴，附子、甘草辛甘化阳，即芍药甘草附子汤。芍药甘草汤是养津液的代表方，合入附子，就是阴阳双补的代表方。把芍药甘草附子汤的芍药换成干姜，就是四逆汤。

津液虚、阳气虚的时候，急迫则回阳救逆，不急迫则阴阳双补，如本方。

2023年5月17日，常某，女，58岁。主诉：反复高热40余天。患者10天左右高热1次，目前为止共高热4次，服退热药可体温正常。胸部CT提示间质性肺炎，肺部结节。询问症状，右侧胸部有疼痛感，下肢、足酸痛，口干不苦，大便不畅，小腹胀。舌淡胖苔白，脉沉弱。

就诊时，患者无发热，无表证。舌淡苔白、脉沉弱，辨病性为阴证，结合大便不畅、小腹胀，病位在里，故辨六经为太阴病，治法以阴阳双补。选方证的时候，患者诉下肢酸痛，考虑与津伤不能濡润有关，所以给予芍药甘草附子汤，具体处方：白芍30g，炙甘草15g，黑顺片15g（先煎）。7剂，水煎服。

1周后复诊：服药期间无发热，下肢酸痛症状也明显减轻，自觉精神状态改善，仍舌淡胖，脉沉弱。后续一直以芍药甘草附子汤为底方，合入当归芍药散，阴阳双补，服药期间除了因感染新冠发热1次，未再发热。四诊时患者已无明显不适，结合舌脉，仍为阴证，继续从太阴病论治，后痊愈而安。

第 13 节　附子汤

　　附子汤和真武汤方药类似，常作为对比来学习。虽然附子汤名气没有真武汤大，但也是临床重要且常用方。附子汤方证是少阴太阴合病，体现了舍表救里的临床思维，两条条文是第 304 条和第 305 条。

　　304. 少阴病，得之一二日，口中和，其背恶寒者，当灸之，附子汤主之。

　　附子二枚（炮，去皮，破八片）　茯苓三两　人参二两　白术四两芍药三两

　　上五味，以水八升，煮取三升，去滓，温服一升，日三服。

　　305. 少阴病，身体痛，手足寒，骨节痛，脉沉者，附子汤主之。

　　少阴病是表阴证、病位在表的阴证，治法是温阳发汗解表，代表方是麻黄附子甘草汤或桂枝加附子汤。

　　口中和、背恶寒、手足寒、脉沉，是阴证沉衰不足的表现，以方测证来看，附子汤的作用是温阳利水、益气养阴，没有解表发汗作用，其可归属于太阴病。但从附子汤条文来看，少阴病，得之一二日，且第 305 条的"身体痛、骨节痛"也属于表证，为何不解表呢？

　　口中和，就是没有口干、没有口苦、口中无所苦的意思。口渴是阳证，不渴就是阴证。临床中，也常把口中和当作阴证的症状表现。

其背恶寒者，也是阴证的症状表现。问诊中也常问患者有无怕冷、有无手足凉，来判断属于阳证还是阴证。四逆汤方证的四逆是手足寒，手足是离胸腹最远的位置，阳虚的时候首先手足先凉，厥深者寒亦深，厥冷过肘、过膝，说明阴证更重。除了关注四末，胸腹我们也常关注，如温经汤方证的妇人少腹寒，临床上发现，宫寒的女性患者，多有小腹凉的症状。胸腹为阴，后背为阳，如果后背出现了恶寒，也说明机体阳虚的证候相对较重。附子汤条文的脉沉，应是一个脉沉细弱无力的状态。

我们把附子汤两个条文合在一起，可以将其看作仲景的一个医案。

少阴病，得之一二日，身体痛，手足寒，骨节痛，口中和，其背恶寒者，脉沉者，当灸之，附子汤主之。

四诊信息：少阴病，得之一二日，身体痛，手足寒，骨节痛，口中和，其背恶寒者，脉沉。

辨病性：手足寒，口中和，其背恶寒者，脉沉，病性为阴证，阴寒重证。

辨病位：本身属于里阴证，但身体痛，骨节痛，属于表证，表里合病。

诊断：少阴太阴合病。

治法：少阴病得之一二日，应当温阳解表发汗，虽然没有出现下利，但四逆、其背恶寒、脉沉，阳虚、津液损伤明显，阳虚也重，突出表现为其背恶寒、脉沉，即使是少阴病得之一二日，我们也不解表，不能更发汗伤阳气伤津液，要仿照舍表救里的意思，固护阳气、津液，予温阳益气生津液。

方证：附子汤。

附子汤的方药组成：炮附子二枚、茯苓三两、人参二两、白术四两、芍药三两。有附子、人参、茯苓，可以认为是茯苓四逆汤去了干姜、甘草。有芍药、附子，也可以认为是芍药甘草附子汤去了甘草。也可以看作附子温阳，芍药养阴，在阴阳双补基础上，合入四君子汤（去甘草）

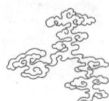

增强益气利水。不用甘草，说明病情相对急迫，避免甘草的甘缓。

为什么加芍药呢？芍药是养津液的，加芍药说明存在着津液不足，如芍药甘草附子汤方证就是阴阳两虚。附子温阳，人参益气，芍药养阴。加了白术和茯苓，说明还存在水饮的问题。因此附子汤方证的病机，是既有阳虚、阴虚，又有水饮内停的复杂病机。

第174条桂枝附子汤、去桂加白术汤，方后注曰：三服都尽，其人如冒状，勿怪。此以附子、术，并走皮内，逐水气未得除，故使之耳。

以附子、术，并走皮内，逐水气未得除，恰恰说明了白术是用来逐水气的，附子汤的白术、茯苓，后世认为是健脾益气，从经方来看，其功效在于益气、逐水、祛饮。

附子汤的方药组成类似附子理中汤（见表4），都是太阴病方证，都是以附子、人参、白术为基础，也都有寒性水饮内停。附子汤加了茯苓、芍药，侧重于利水、养阴。附子理中汤加了干姜、甘草，侧重于温阳益气。附子理中汤方证往往存在虚寒下利，下利就是寒性水饮的一个表现。

表4　附子汤与附子理中汤方药异同

方剂	相同	不同
附子汤	附子、人参、白术	茯苓、芍药
附子理中汤	附子、人参、白术	干姜、炙甘草

针灸，其实就是针刺和艾灸，是两个治疗方法。艾灸一方面利用艾叶的本身的温热性质，再加上点燃之后的热量，所以艾灸常常用来治疗阴证，散寒温阳，不能用于阳证、热证、实证。在表证的时候，汗而发之，我们更多还是希望能够由内而外地发汗。用艾灸的办法，虽然也能够出汗，但还是类似以火攻之，且能发大汗，笔者在《胡希恕经方医学·经方表证》曾经讲过这个问题，所以表证一般也不用艾灸。从六经来看，三阴病，尤其是太阴病更适合艾灸。

附子汤证虽然冠名为少阴病，确实也有少阴表证未解，但由于阳气比较虚，阴寒更重，虽然没有下利清谷，但存在津液损伤急迫的病机，仿照舍表救里的治疗思路，先不解表，单纯温阳益气生津液。附子汤方证是少阴太阴合病，治疗上体现了舍表救里的思想，体现了固护阳气的重要性。待阳气恢复之后，再从少阴病论治。附子汤方证，阳虚、阴寒明显，在药物治疗的同时，也可以配合上艾灸来温阳，简便易行可操作。

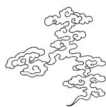

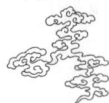

第 14 节　甘草干姜汤

《伤寒论》中六经是三阴三阳，三个阴证的共性治法是温阳，温阳的代表药物是附子、干姜、桂枝（肉桂）和吴茱萸。

方剂的作用取决于具体药物的作用，药物的作用取决于药物本身的四气五味。干姜、生姜，其治疗作用也是源自其辛温的药物特点。

《神农本草经》：干姜，味辛，温。主胸满，咳逆上气，温中止血，出汗，逐风湿痹，肠澼下利。生者尤良。

干姜辛温，能温化水饮，水饮上逆可出现肺气宣降失常、郁阻气机，出现胸满、咳嗽、上气，故曰"主胸满咳逆上气"。阳虚不能摄血，也可有出血，干姜可温中止血。干姜辛温，可出汗，逐风，治疗湿痹、肠澼、下利。在表证或痰饮时，生姜更合适，故曰生者尤良。

生姜除本身具备辛温解表发汗的作用外，还可温胃、化饮、降逆，上述作用都是和生姜的温性和化饮作用密不可分的。生姜晒干之后就是干姜，虽然失去了解表的功用，但温性增强，具有了温阳作用。生姜、干姜的共同特点是辛温，生姜更偏于解表发汗，干姜更偏于温中助阳。生姜质润，侧重于和胃化痰饮。而干姜辛辣偏燥，侧重于温胃化寒性水饮，对于太阴病痰饮水湿证，生姜或干姜都是常用药物，而且生姜、干姜是厨房必备的食材，药食同源，需要重视。

生姜侧重于化痰饮，如小半夏汤，干姜侧重于化水饮，如小青龙汤。痰饮和水饮比较起来就是痰饮相对重浊黏滞，而水饮相对清稀，所以小青龙汤方证的外邪里饮是寒性水饮，表现为咳大量清稀的泡沫样痰，用的是干姜温阳化饮。对于痰饮，比如小半夏加茯苓汤当中用的是生姜，治疗咽中如有炙脔的半夏厚朴汤，用的也是生姜。

干姜的代表方是甘草干姜汤，辛甘化阳，在甘草干姜汤基础之上有理中汤（丸）、附子理中汤（丸）。附子理中汤里边其实含有四逆汤，当然四逆汤也可以看作干姜类方，在甘草干姜汤的基础之上加入附子而成。

甘草干姜汤见于《伤寒论》第29条和《金匮要略·肺痿肺痈咳嗽上气病脉证治第七》。

肺痿吐涎沫而不咳者，其人不渴，必遗尿，小便数，所以然者，以上虚不能制下故也。此为肺中冷，必眩，多涎唾，甘草干姜汤以温之。若服汤已渴者，属消渴。

甘草干姜汤方

甘草四两　炙干姜二两（炮）

上咬咀，以水三升，煮取一升五合，去滓，分温再服。

肺痿，痿就是痿弱不荣的意思，就像秋冬季节的草木枯萎了，所以肺痿本质上可以理解为肺的脏腑功能虚弱不足，属于阴证。吐涎沫，涎沫就是类似泡沫样的痰和饮，往往都是属于寒性水饮，水饮射肺影响到肺的宣发肃降，常出现咳嗽、咳痰（吐涎沫）。虽然条文曰患者没有咳嗽，实际上，咳嗽更常见一些。对于患者而言，不可能具备所有的阳虚寒饮的典型症状。就像麻黄汤方证的典型表现是发热、恶寒、身疼痛、不汗出、脉浮紧，但临床上这五个症状都具备的患者太少了。

也有医家解释说，吐涎沫不是肺的问题，而是脾的问题，口腔的涎沫，类似口水多。遗尿，是阳虚不能固摄所致，导致了小便数。临床上阳虚证小便频数，以饮水后小便频、夜间小便频为常见，都是阳气虚弱不能固摄的表现。阳虚证不能顾护津液，在里证可表现为二便频、利，

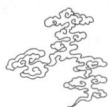

在表证可表现为自汗出，故有阳虚自汗、气虚自汗的说法。阳虚自汗用桂枝加附子汤，气虚自汗用玉屏风散。

上虚不能制下，也是阳虚不能固摄而导致的小便数，此为肺中冷，也就是肺中有寒饮，水饮上冲于头部，导致头眩或目眩。如苓桂术甘汤方证、真武汤方证的头眩、目眩就是水饮上逆所致。

67.伤寒若吐、若下后，心下逆满，气上冲胸，起则头眩，脉沉紧，发汗则动经，身为振振摇者，茯苓桂枝白术甘草汤主之。

《金匮要略·痰饮咳嗽病脉证并治第十二》心下有痰饮，胸胁支满，目眩，苓桂术甘汤主之。

82.太阳病发汗，汗出不解，其人仍发热，心下悸，头眩，身瞤动，振振欲擗地者，真武汤主之。

多涎唾，就是口腔中津液多，其人喜唾，都是虚寒水饮的表现。治疗上要一方面温阳，一方面化饮。干姜具备温阳和化饮的作用，所以用干姜是寒饮的主药，用甘草干姜汤温之，温阳化饮，符合"病痰饮者，当以温药和之"的治疗原则。服汤已渴者，属消渴，说明寒饮得化，津液代谢恢复，从而有了口渴，再从消渴辨证论治，类似第41条小青龙汤的"服汤已渴者，此寒去欲解也"。

41.伤寒，心下有水气，咳而微喘，发热不渴。服汤已渴者，此寒去欲解也，小青龙汤主之。

甘草干姜汤一定要注意方药组成比例，甘草四两，干姜二两，是2∶1的比例，甘草量大于干姜，姜还是老的辣，干姜辛辣，需要甘温的甘草制约，辛甘才能化阳，所以甘草干姜汤、四逆汤，甘草的剂量都是最大的。

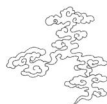

经方辨证的本质，是三个病位、两个病性构成的六个证，不用脏腑辨证，但从后世脏腑辨证角度来看，干姜温肺、温脾，桂枝温心阳，吴茱萸暖肝阳，附子温肾阳，也有助于我们理解和掌握药物的主治方向。

痰饮水湿产生的基础是阴证，阴证的时候机体功能沉衰不足，更容易产生痰饮水湿，就如冬季寒冷，冰雪不化，夏季雨水多的时候，体感温度也低，大家都觉得雨天适合睡觉，其实也反映了雨天的时候，水湿重，阳气就容易被郁阻，从而身体困倦欲眠。我们把痰饮水湿归属于太阴病范畴，治疗上用温药和之。有寒性水饮的时候，机体功能沉衰，脏腑功能是虚寒不足的，常见症状就像甘草干姜汤条文描述的肺痿、吐涎沫、不渴、遗尿、小便数、肺中冷、必眩、多涎唾，同时还存在便溏、恶寒、舌淡齿痕、脉弱等。

条文强调了两个症状，必遗尿、小便数，病机解释为上虚不能制下。临床上对于阳虚的夜尿频，我们也常常用干姜来温阳化饮。

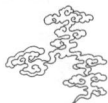

第15节　理中丸

《伤寒论》中是理中丸，后世化理中丸为理中汤，也是属于干姜类方的温阳代表方。

396.大病瘥后，喜唾，久不了了，胸上有寒，当以丸药温之，宜理中丸。

324.少阴病，饮食入口则吐，心中温温欲吐，复不能吐。始得之，手足寒，脉弦迟者，此胸中实，不可下也，当吐之。若膈上有寒饮，干呕者，不可吐也，当温之，宜四逆汤。

大病差后，往往是邪去而正虚，以扶正善后为主，多属于太阴病。喜唾、久不了了，说明患者的口水比较多。在讲辨阴阳五个要点的时候，说口渴属阳明，不渴属太阴。

把本条当作仲景的一个医案，患者的主症是喜唾，口中的水分比较多，辨病性是阴证的痰饮水湿，寒性水饮，病机是胸上有寒，实际上是胸上有寒饮。病痰饮者，当以温药和之，理中丸是在甘草干姜汤的基础上加人参、白术，温化水饮。用丸药来治疗，丸者缓也，能够缓缓地发挥作用。治疗阴证的时候，若不是急危重证，当缓慢地、小剂量地温阳，如春天的熙阳让人感到温暖，不能像夏天的烈日让人躁烦。本案处于恢复期，病情不急迫，故用丸剂缓慢温之。

第 324 条的"若膈上有寒饮，干呕者，不可吐也，当温之，宜四逆汤"，可以和本条互参。温化水饮，都离不开干姜的作用。四逆汤方证的下利清谷，四逆汤的温之（膈上有寒饮），包括理中丸的温之（胸上有寒），对应的都是寒性水饮，都是用干姜来温阳、化饮。

第 324 条用四逆汤温之，治疗膈上有寒饮，说明阳虚情况相对较重，如果阳虚轻的话，用甘草干姜汤或理中汤即可。

常说四君子汤去茯苓加干姜，就是理中汤。实际上，理中汤出自《伤寒论》，在前，四君子汤出自《太平惠民和剂局方》，在后，因此理中汤不是四君子汤去茯苓加干姜，而是理中丸是以甘草干姜汤为底方，加人参和白术而成。

理中汤和四君子汤（见表 5），都是常用方剂，症状有类似之处，如何鉴别呢？

人参、白术、炙甘草，是最基本的、最常用的补气益气的药物。补中益气汤中也有人参、白术、炙甘草。茯苓淡渗利水，干姜温阳化饮，气虚湿重，用四君子汤。阳虚水饮，用理中汤。方证都是太阴病，但前者为气虚痰湿，后者为阳虚水饮（见表 5）。

表 5　四君子汤、理中汤、附子理中汤方药异同

	相同		不同	
四君子汤			茯苓	
理中汤	人参、白术、炙甘草			干姜
附子理中汤				干姜、附子

为何去茯苓？

因为茯苓淡渗利水，没有补益作用。理中汤方证是阳虚兼有水饮，温阳补虚是根本，人参、白术、甘草益气，干姜、甘草辛甘化阳兼以化饮。后世李东垣的补中益气汤中，用了人参、白术、甘草来补气，也没有用茯苓，因为李东垣也认为茯苓淡渗伤阳。

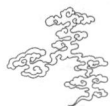

在脏腑辨证看来，气虚痰湿的便溏不成形，用四君子汤健脾祛湿。在四君子汤方证基础之上，见到了寒象的时候，如下利清谷、恶寒、腹凉、手足凉，需要加上干姜温阳兼以化饮。如果加上干姜之后，温阳力度还不够，再加入附子，就是附子理中汤，这也是一个温阳力度逐渐增大的过程。

呼吸系统疾病的咳痰喘，辨证属于肺中有寒饮，其实水饮来源于脾，肺为贮痰之器，脾为生痰之源，我们都可以仿照甘草干姜汤的思路，在四君子汤基础之上加干姜，也就是用理中汤来温阳化饮，从肺脾角度来论治。也就是第 396 条的"胸上有寒（饮），当以丸药温之，宜理中丸"。所以甘草干姜汤、理中汤在呼吸科也是常用方剂。

386. 霍乱，头痛发热，身疼痛，热多欲饮水者，五苓散主之；寒多不用水者，理中丸主之。

理中丸，方下有作汤，加减法

人参　干姜　甘草炙　白术各三两

上四味，捣筛，蜜和为丸，如鸡子黄许大。以沸汤数合，和一丸，研碎，温服之，日三四，夜二服。腹中未热，益至三四丸，然不及汤。汤法，以四物，依两数切，用水八升，煮取三升，去滓，温服一升，日三服。若脐上筑者，肾气动也，去术，加桂四两。吐多者，去术，加生姜三两。下多者，还用术。悸者，加茯苓二两。渴欲得水者，加术，足前成四两半。腹中痛者，加人参，足前成四两半。寒者，加干姜，足前成四两半。腹满者，去术，加附子一枚。服汤后如食顷，饮热粥一升许，微自温，勿发揭衣被。

霍乱就是挥霍缭乱的意思，是上吐下泻的急性疾病。条文描述的症状为头痛、身疼痛、发热，有表证的可能，热多欲饮水者，五苓散主之，理论上来说应该存在着一个小便不利，所以这是一个"伤寒表不解，心下有水气"的情况。桂枝有一定的解表作用，用五苓散温阳化饮兼以解表。寒多不用水者，不欲饮水，说明存在着寒证的水饮，更多是要从太阴病去论治，用理中丸温化水饮。

生姜、干姜也都是药食同源，相对平和，临床上阴证的痰饮水湿证患者多，需要我们仔细体会其临床应用。干姜类方分别是甘草干姜汤、理中汤，需要掌握理中汤和四君子汤的鉴别。抓住干姜有温阳、化水饮作用，抓住生姜解表、化痰饮，是理解干姜类方、生姜类方的关键。治疗外邪里饮的小青龙汤用干姜，下利清谷的四逆汤用干姜，胸上有寒饮、其人喜唾的理中丸用干姜。

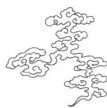

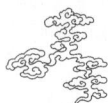

第 16 节　桂枝人参汤

桂枝人参汤，人参汤就是理中汤，即理中汤合入桂枝，本方的桂枝不在于温阳，而在于解表，所以本方是温阳的干姜类方，治疗少阴太阴合病，表里双解。

163. 太阳病，外证未除，而数下之，遂协热而利，利下不止，心下痞硬，表里不解者，桂枝人参汤主之。

桂枝四两（别切）　甘草（炙）四两　白术三两　人参三两　干姜三两

上五味，以水九升，先煮四味，取五升，内桂，更煮取三升，去滓，温服一升，日再，夜一服。

太阳病外证未除，就是伤寒表不解，当解表。而数下之，是错误的治疗，引邪入里，同时下之伤津液伤阳气，陷入于阴证。

协热而利，不是热性下利，而是人体阳气、津液随着下利而去。利下不止，说明阳气津液损伤明显，也反映了阳虚不能固摄的病机，六经辨证属于太阴病的下利。

心下痞硬，原因在于虚寒，如甘草泻心汤条文"复下之，其痞益甚，此非结热，但以胃中虚，客气上逆，故使硬也"。此处的心下痞硬也是由于数下之、利下不止，胃中虚，客气上逆所致。心下痞硬，只是心下自觉痞满、硬满感，并无压痛或拒按，如第149条半夏泻心汤条文的"但满而不痛者，此为痞"，属于虚性的痞硬，故《伤寒论》中，对于心下痞硬，多用人参来治疗。

149. 伤寒五六日，呕而发热者，柴胡汤证具，而以他药下之，柴胡证仍在者，复与柴胡汤。此虽已下之，不为逆，必蒸蒸而振，却发热汗出而解。若心下满而硬痛者，此为结胸也，大陷胸汤主之。**但满而不痛者，此为痞，柴胡不中与之，宜半夏泻心汤**。

158. 伤寒中风，医反下之，其人下利日数十行，谷不化，腹中雷鸣，心下痞硬而满，干呕心烦不得安，医见心下痞，谓病不尽，**复下之，其痞益甚，此非结热，但以胃中虚，客气上逆，故使硬也**，甘草泻心汤主之。

把本条看作仲景的一个医案。一个表证的患者，经过错误的下之，出现了下利不止、心下痞硬，同时表证不解，是阴证的表里合病，即少阴太阴合病。如何治疗？仲景曰：表里不解者，桂枝人参汤主之。笔者在《胡希恕经方医学·经方表证》中提过，为何发汗后，解表多用桂枝汤？在于发汗后容易损伤津液，故用桂枝汤微微发汗解表，而不伤津液，不用麻黄汤。本条的数下之，导致利下不止，津液也虚，故用桂枝来解表，不用麻黄。用理中汤来温阳止利，加桂枝来解表，即桂枝人参汤。

其实对于本条，还涉及以下几种情况。

1. 假若虽经错误的下之，但表邪未解，表里不解者，辨六经属于少阴太阴合病，当表里双解，用桂枝人参汤。

2. 假若经过数次错误的下之，已无表证，则属于单纯的太阴病下利，轻则用理中汤，重则用四逆汤。

3. 虽然是表里不解，假如下利的症状过重，出现了下利清谷、四肢厥逆、脉微细欲绝的时候，当舍表救里，用四逆汤。

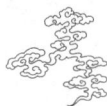

本案是阴证的表里合病，即少阴太阴合病。上述三个治疗策略，也是少阴太阴合病的治疗策略。类似的方剂还有白通汤、真武汤等。本案人参汤，就是理中汤，人参、白术、干姜、炙甘草，温中止利，用桂枝来解表，微微发汗而不伤津液，属于表里双解。

163. 太阳病，外证未除，而数下之，遂协热而利，利下不止，心下痞硬，表里不解者，桂枝人参汤主之。

34. 太阳病，桂枝证，医反下之，利遂不止，脉促者，表未解也，喘而汗出者，葛根黄芩黄连汤主之。

第 163 条的桂枝人参汤和第 34 条的葛根黄芩黄连汤，同样是对应太阳病，下之，利下（遂）不止，表里不解，一个属于阴证，一个属于阳证，所以治疗思路不同。阴证的表里合病，下利用桂枝人参汤，阳证的表里合病，下利用葛根黄芩黄连汤。

表里合病的治疗原则，笔者在"阳明病篇"总结串讲的时候讲过，温故知新，再强调一下。

1. 阳证的表里合病，如太阳阳明合病，表不解，不能单纯治里，不能单纯清热或攻下。治法是先表后里或表里双解，里证不急迫则先表后里，表里双解代表方有大青龙汤、麻杏甘石汤、葛根黄芩黄连汤等。

2. 阴证的表里合病，如少阴太阴合病。里证急迫则舍表救里，如见到下利清谷、四逆、脉微欲绝，属于里证急迫，类似休克患者的外感，要舍表救里。如第 91 条、第 372 条的先用四逆汤。里证不急迫则表里双解，如白通汤、桂枝人参汤、真武汤，都是阴证的表里双解。

3. 外邪里饮，常归属于太阳太阴合病。因为有里饮，所以归在太阴。正气尚不虚，仍说太阳不说少阴，所以称之为太阳太阴合病的外邪里饮，需要表里双解，如小青龙汤方证。不解表则水饮不去，不化饮则表证不解，反而容易激动水饮，变证百出。因此外邪里饮证，治法是表里双解。

实际上小青龙汤方证的外邪里饮，是寒性水饮，本身应当归属于阴证，是阴证的表里合病，是少阴太阴合病，只是正气虚得不重，所以沿用惯例，称之为太阳太阴合病。小青龙汤有两个加减，一个是水饮化热加生石膏，一个是阳虚明显加附子。当然也能见到复杂病机的小青龙汤加生石膏、附子方证。

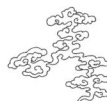

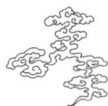

第 17 节　桂枝甘草汤、禹余粮丸

桂枝是一个特殊的药物，既能解表用于表证，亦能温阳用于阴证。桂枝温阳类方，基础方是桂枝甘草汤。

64. 发汗过多，其人叉手自冒心，心下悸，欲得按者，桂枝甘草汤主之。

桂枝四两（去皮）　甘草二两（炙）

上二味，以水三升，煮取一升，去滓，顿服。

75. 未持脉时，病人手叉自冒心，师因教试令咳而不咳者，此必两耳聋无闻也。所以然者，以重发汗，虚故如此。发汗后，饮水多必喘，以水灌之亦喘。

88. 汗家重发汗，必恍惚心乱，小便已阴疼，与禹余粮丸。

把这 3 条放在一起解读。第 64 条，发汗过多，强调的是过多的发汗，类似轻度的汗出亡阳，损伤了津液和阳气。之前反复强调，津液为阳气之载体，阳气藏在津液和血液里面，汗出过多损伤津液，津液里面的阳气也会损伤。这就是为什么夏天的时候，虽然炎热，但大汗出之后，被风一吹就觉得冷，就是这个道理。因为发汗过多，伤津液伤阳气，出现了心下悸，欲得按，其人叉手自冒心。大家可以体会一下，把手交叉着放在心脏部位，说明是喜按，喜按为虚、拒按为实，通过叉手自冒心、心下悸、欲得按，说明是一个虚性的悸动，是因为汗出过多，损伤津液、阳气所导致的心下悸。如第49条的心悸，也是汗出伤津、津血不能濡养所致。

49.脉浮数者，法当汗出而愈。若下之，**身重心悸者，不可发汗，当自汗出乃解。**所以然者，尺中脉微，此里虚，须表里实，津液自和，便自汗出愈。

汗为心之液，汗出过多伤心阳，后人通过仲景用桂枝甘草汤辛甘化阳治疗汗出过多的心悸，得出了桂枝温心阳的经验。从脏腑辨证角度来说，临床上用桂枝温阳，也往往和心脏部位主症相关。

察色按脉先别阴阳，遇到阴证、阳虚的心悸，选桂枝类方来温阳。桂枝甘草汤是桂枝四两，炙甘草二两，重用桂枝，煎煮方法是顿服，相对剂量比较大。

75.未持脉时，病人手叉自冒心，师因教试令咳而不咳者，此必两耳聋无闻也。所以然者，以重发汗，虚故如此。发汗后，饮水多必喘，以水灌之亦喘。

本条的"病人手叉自冒心"，和第64条的"其人叉手自冒心"，是一样的。所以然者，是因为重发汗（反复发汗、发汗过多）导致津液、阳气损伤，"病人手叉自冒心"，说明有心下悸、欲得按。师因教试令咳而不咳，是因为两耳聋无闻，原因也是重发汗，导致阳气津液虚损，不能濡养耳部，导致了耳聋。

发汗后，津液、阳气损伤，机体功能沉衰不足，处于阴证的情况，应当振奋机体功能，侧重于温阳治疗，以手叉自冒心（心下悸、欲得按）为主症，可用桂枝甘草汤来治疗。由于阳虚不能运化，假若饮水过多，容易形成水饮，水饮上逆射肺可出现咳、喘。故阴证、虚证的患者，本身机体功能沉衰，运化能力弱，需要少少与饮之，饮水不可过度，一

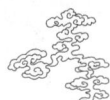

旦超过了机体的运化能力，必然会导致停饮，出现咳喘、呼吸困难等症状，甚则咳逆倚息不得卧，类似心功能不全的患者，需要严格限制饮水量。临床上，对于阴证的患者，如无口渴，不必强迫多饮水，喝水也要喝热水。

88. 汗家重发汗，必恍惚心乱，小便已阴疼，与禹余粮丸。

汗家，本身就存在汗出导致津液、阳气虚损不足的状态，重发汗，更伤津液阳气，不能养心神出现了必恍惚心乱，此时也属于阴证阳虚的心乱，类似第64条、第75条的病机，当有叉手自冒心、心下悸、欲得按的症状表现。小便已阴疼，也是因为津液不足所致的疼痛。

桂枝加附子汤是由于发汗、遂漏不止，导致小便难，禹余粮丸方证是汗家重发汗导致的小便已阴疼，都是津液虚损的不荣则痛。汗家重发汗，陷入于阴证，如果病情重，需用附子振奋机体功能。恍惚心乱较桂枝甘草汤的心下悸更重，结合桂枝加龙骨牡蛎汤、桂枝去芍药加蜀漆牡蛎龙骨救逆汤的烦躁、惊狂，此时当加用龙牡以镇惊安神、收敛津液。

20. 太阳病，发汗，遂漏不止，其人恶风，小便难，四肢微急，难以屈伸者，桂枝加附子汤主之。

118. 火逆下之，因烧针烦躁者，桂枝甘草龙骨牡蛎汤主之。

112. 伤寒脉浮，医以火迫劫之，亡阳必惊狂，卧起不安者，桂枝去芍药加蜀漆牡蛎龙骨救逆汤主之。

结合以上认识，虽然禹余粮丸方药不详，但按照仲景的临床思维，本方应以桂枝甘草汤为底方，药物包含禹余粮、桂枝、炙甘草、附子、龙骨、牡蛎等。

津液为阳气之载体，过汗、过吐、过下都可导致津液阳气损伤。汗为心之液，从这个角度而言，过汗更容易损伤心阳，表现为心下悸、欲得按、叉手自冒心等症状，津液不能濡养，甚至可以出现恶风、四肢微急、难以屈伸、小便难、小便疼、两耳聋等症状，往往是舌淡、脉虚弱无力。若以心悸为主症，用桂枝甘草汤辛甘化阳。若出现烦躁，再加龙骨、牡蛎，即桂枝甘草龙骨牡蛎汤。若烦躁更重，出现惊狂、卧起不安者，同时内有水饮，用桂枝去芍药加蜀漆牡蛎龙骨救逆汤。

第18节 小建中汤的灵魂

　　小建中汤是太阴病中非常重要的一首方，虚人伤寒建其中，也被我们熟知。太阴病的本质是里阴证，病位在里的虚证、寒证，治法是温中补虚。温中补虚的小建中汤归属于桂枝温阳类方，是在桂枝汤基础之上倍芍药，加饴糖而来。小建中汤在《伤寒论》中有2条，为了更好地理解，我们把《金匮要略》相关条文也一并学习。

　　102.伤寒二三日，心中悸而烦者，小建中汤主之。

　　《金匮要略·血痹虚劳病脉证并治第六》：虚劳里急，悸，衄，腹中痛，梦失精，四肢酸疼，手足烦热，咽干口燥，小建中汤主之。

　　《金匮要略·妇人杂病脉证并治第二十二》：妇人腹中痛，小建中汤主之。

　　100.伤寒，阳脉涩，阴脉弦，法当腹中急痛，先与小建中汤，不瘥者，小柴胡汤主之。

　　小建中汤方

　　桂枝三两，去皮　甘草二两，炙　大枣十二枚，擘　芍药六两　生姜三两，切　胶饴一升

　　上六味，以水七升，煮取三升，去滓，内饴，更上微火消解，温服一升，日三服。呕家不可用建中汤，以甜故也。

在理解小建中汤之前，我们先明确，本方的主药是胶饴，即饴糖。柯雪帆教授等考证，汉代一升约等于200mL。从方后注可见，桂枝汤倍芍药，以水七升，煮取三升，加入饴糖一升，共四升，再煮成三升，每服一升，日三服。可见小建中汤中剂量最大的是饴糖，所以小建中汤的口感是"以甜故也"。

关于饴糖

饴糖是由玉米、大麦、小麦、粟或玉蜀黍等粮食经发酵糖化而制成的，味甜，具有甘温补虚、缓急止痛的作用。

为什么大家喜欢吃甜食呢？当你饥寒交迫的时候，一杯热糖水，甜甜的、暖暖的，喝了身体很舒服。尤其是女性宫寒痛经的时候，喜欢喝红糖姜枣茶，就是这个道理，温中暖胃散寒，喝下去暖暖的，很舒服。在人体虚寒的时候，又温又甜的小建中汤就是一个非常好的温中补虚的方药。小建中汤方证是虚证、寒证，机体功能沉衰不足，甘温的饴糖帮助人体起到益气温阳生津的作用。

经常有人问，说饴糖买不到，怎么办？

方从法出，法随证立。辨证是基础，治法是关键。在治法的指导下选择合适的方和药。只要治法的方向是对的，疗效就有了保证。

以表证为例，治法是汗法，解表发汗的主药是麻黄和桂枝。辨证是麻黄汤方证，需要开具麻黄汤，用麻黄来辛温发汗解表，如果没有麻黄，就不开方治病了吗？当然不是，这个时候可以退而求其次，在治法的指导下，可以用桂枝、葛根、荆芥、防风、羌活、独活、苏叶等替代麻黄，药味增多或剂量加大，直到能够达到发汗解表祛邪的目的为止，这就是法的重要性。不管白猫黑猫，抓住老鼠的就是好猫，没有麻黄的时候，我们一样可以解表发汗。

老百姓都知道，风寒感冒的时候，煎煮一碗姜汤，趁热服，加上温覆，也能达到辛温发汗解表的治疗作用。虽然我们强调辨方证是辨证的

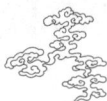

尖端，但有的时候缺医少药，法比方更重要。如果连生姜都没有了，可以用大葱（葱白）、辣椒煎汤服，也可以达到辛温发汗的作用，比如酸辣汤、胡辣汤、麻辣火锅，吃过后也都能身体汗出。《肘后备急方》的葱豉汤，也是利用了葱白的辛温解表发汗作用。

白虎汤的粳米甘温益胃，没有粳米，可用普通大米替代，也有疗效，民国张锡纯用山药替代。饴糖甘温，温中补虚、缓急止痛，如果确实没有饴糖，可以按照治法，选用有类似作用的药物替代，如甘温补虚的大枣，或者用甘温的红糖、黑糖、姜糖，甚至阿胶。当前网络购物发达，也可通过网店购买饴糖。

饴糖是小建中汤的主药，对小建中汤来说不可或缺。没有了饴糖，就不是小建中汤，而是桂枝加芍药汤了，虽能养津液、缓急止痛，但不是甘温，起不到建中的作用。

本方为何在桂枝汤基础上倍芍药？

桂枝汤是太阳病的方，桂枝、生姜微微发汗而不伤津液，芍药、炙甘草、大枣养阴益气，合在一起就是调和营卫。之所以说桂枝汤是群方之祖，是因为桂枝汤蕴含了多个治法。桂枝、炙甘草是桂枝甘草汤，有温阳补益的作用，芍药、炙甘草、大枣养阴益气生津，生姜温中健胃祛饮，不配合辅汗法，桂枝汤的发汗力度弱，也能起到温阳益气养阴健胃的作用，因此古人认为桂枝汤不仅能解表，也能用于温补里虚。

《神农本草经》认为芍药的作用是"芍药，味苦平，主邪气腹痛，除血痹，破坚积，寒热，疝瘕，止痛，利小便，益气"。邪气腹痛，是芍药的第一个主治症状。笔者在表证篇，讲过芍药有治疗疼痛的作用。如桂枝加芍药生姜各一两人参三两新加汤、桂枝加芍药汤、小建中汤、当归芍药散、枳实芍药散等，治疗疼痛都离不开芍药。

62.发汗后，**身疼痛**，脉沉迟者，桂枝加芍药生姜各一两人参三两新加汤主之。

279.本太阳病，医反下之，**因尔腹满时痛者**，属太阴也，桂枝加芍药汤主之。大实痛者，桂枝加大黄汤主之。

100.伤寒，阳脉涩，阴脉弦，**法当腹中急痛**，先与小建中汤，不瘥者，小柴胡汤主之。

《金匮要略·妇人产后病脉证治第二十一》：**产后腹痛，烦满不得卧**。枳实芍药散主之。

《金匮要略·妇人杂病脉证并治第二十二》：**妇人腹中诸疾痛**，当归芍药散主之。

芍药治疗腹痛或身体疼痛，源自其养津液、缓急止痛的作用，病机是津虚不能濡养、不荣则痛。小建中汤在桂枝汤基础上，有芍药、甘草、大枣滋阴养津液，倍芍药，加强了滋阴养津液的作用，说明存在津血不足的病机。但芍药偏于酸平或酸寒，桂枝汤倍芍药偏于凉性，侧重于养津液，不具备温中的作用。因此加上胶饴一升，大剂量的甘温的饴糖，让小建中汤变得甘温，从而有了建中补虚的作用，所以饴糖是小建中汤的灵魂。

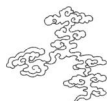

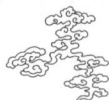

第 19 节　虚人伤寒建其中的临床思维

桂枝汤的发汗作用在于桂枝、生姜和辅汗法，本身桂枝汤的发汗力量就弱，属于调和营卫。小建中汤是桂枝汤倍芍药加饴糖而成，倍芍药加饴糖，就制约了桂枝、生姜的发汗作用，且不用辅汗法，所以小建中汤的发汗力度很弱，原文中张仲景用小建中汤不是来解表发汗的。

102. 伤寒二三日，心中悸而烦者，小建中汤主之。

伤寒二三日，疾病初起的时候，就出现里证的心中悸而烦，是内伤，并不是伤寒所导致的。用小建中汤主之，以方测证来看，属于津血不足，心血不足不能濡养而导致虚性的心中悸而烦。并不是热扰心神的心悸、心烦。如果是一个热证的心中悸而烦，轻则用栀子豉汤，重则用大黄黄连泻心汤、黄连阿胶汤等。

虚人，气血不足，平素可能就有心中悸而烦。在伤寒二三日的时候，属于表证，机体鼓动气血到表去与邪相争，里部的津血相对更虚，故出现了心中悸而烦。

本条属于表里合病，以心中悸而烦为主症，用小建中汤表里双解。小建中汤方证的机体功能是沉衰不足的，属于阴证，虽然没有用附子、人参，但加入大量的饴糖，严格说起来，依然属于机体功能沉衰不足的阴证的表里合病，即少阴太阴合病。

小建中汤是否有解表作用？小建中汤方证一定有表证吗？

实人伤寒发其汗、虚人伤寒建其中。阳证的时候正气足则重在祛邪，阴证的时候正气虚则重在扶正建中。虚人伤寒，正气不足的表证，用小建中汤来扶正祛邪，正气足则利于解表祛邪，加上药物里面仍然有桂枝、生姜，也能够达到汗出表解的治疗目的。补中益气汤并无解表的药物，但依然可以治疗虚人外感，是一样的道理。

小建中汤可治疗在桂枝汤方证的基础上，伴见里证太阴病的津血不足，故桂枝汤倍芍药养津液、加饴糖甘温补虚。小建中汤具有解表作用，但解表力量比较弱，适用于虚人外感且表证轻（桂枝汤方证的表不解）。当然也可以用来温中补虚，临床应用不一定要有表证。小建中汤治疗外感的前提是虚人外感且表证不重。

《金匮要略·血痹虚劳病脉证并治第六》：虚劳里急，悸，衄，腹中痛，梦失精，四肢酸疼，手足烦热，咽干口燥，小建中汤主之。

《金匮要略·妇人杂病脉证并治第二十二》：妇人腹中痛，小建中汤主之。

62.发汗后，身疼痛，脉沉迟者，桂枝加芍药生姜各一两人参三两新加汤主之。

虚劳里急，说明这是虚性的里证急迫表现，津血不足不能养心则心悸、不荣则腹中痛，津血不足的虚热，可表现为衄、梦失精、手足烦热、咽干口燥，但病机是津血虚寒不能濡润，津血足则虚热自消。因此必然不喜冷饮，舌淡、脉弱或涩。妇人腹中痛，可能是因为女性以血为先天，容易存在津血不足，所以女性的腹中痛，多属于津血不足，不荣则痛，小建中汤温中补虚养津液、缓急止痛。

四肢酸疼，可能是表不解，但主要在于津血虚，不荣则痛，如桂枝加芍药生姜各一两人参三两新加汤方证的身疼痛，用小建中汤来甘温补

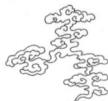

虚，其属于阴证，不能清热。

100.伤寒，阳脉涩，阴脉弦，法当腹中急痛，先与小建中汤，不瘥者，小柴胡汤主之。

伤寒阳脉涩、阴脉弦，结合第12条的"阳浮而阴弱"，浮取为阳，沉取为阴，阳脉涩是浮取脉涩，主津血不足，阴脉弦是沉取脉弦，主寒凝，反映了虚、寒的病机。

12.太阳中风，阳浮而阴弱。阳浮者，热自发，阴弱者，汗自出。啬啬恶寒，淅淅恶风，翕翕发热，鼻鸣干呕者，桂枝汤主之。

阳脉涩，主津血不足，不能濡养，不荣则痛；阴脉弦，寒邪凝滞，不通则痛，共同导致腹中急痛（急迫的疼痛症状）。小建中汤有温中补虚作用，有桂枝、甘草温中，有芍药、甘草、大枣养津血，饴糖甘温补虚、缓急止痛。胡希恕先生认为"小建中汤治疗腹痛如神，非常好使，无论是虚寒性的胃溃疡，或者其他一般的腹痛"。

先与小建中汤，不瘥者，小柴胡汤主之。

有两个意思：①用小建中汤后腹痛不瘥，无效，说明不是里证的小建中汤方证，可能是半表半里的小柴胡汤方证。②用小建中汤后腹痛减轻，但未痊愈，再用小柴胡汤从半表半里治疗。

阳脉涩，阴脉弦，小柴胡汤方证也存在这个脉象，因为小柴胡汤方证属于半表半里，病机是"血弱气尽，腠理开，邪气因入"，也存在气血不足，可有脉涩，小柴胡汤方证的脉多表现为弦脉，也可伴有腹中痛的症状，所以"伤寒，阳脉涩，阴脉弦，法当腹中急痛"，也有可能是小柴胡汤方证。

96.伤寒五六日中风，往来寒热，胸胁苦满，嘿嘿不欲饮食，心烦喜呕，或胸中烦而不呕，或渴，**或腹中痛**，或胁下痞硬，或心下悸，小便不利，或不渴，身有微热，或咳者，小柴胡汤主之。

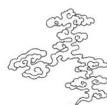

小柴胡汤方证属于半表半里证，小建中汤方证属于里证，当临床当中遇到阳脉涩、阴脉弦、腹中急痛，假若缺少其他症状，无法确定是小建中汤还是小柴胡汤的时候，治疗原则是：阴证的治疗，有表证的时候，表里双解，里证急迫则舍表救里。无表证少阴病的时候，先里后表，是阴证的治疗原则。半表半里证相对于里证而言，为外，故先用小建中汤治里，不瘥者，再与小柴胡汤治半表半里。与此对应的是，阳证的治疗原则：先表后里或表里双解。

《金匮要略·妇人产后病脉证治第二十》：妇人怀娠，腹中疠痛，当归芍药散主之。

当归芍药散方

当归三两　芍药一斤　茯苓四两　白术四两　泽泻半斤　芎䓖半斤，一作三两

上六味，杵为散，取方寸匕，酒和，日三服。

《金匮要略·妇人产后病脉证治第二十二》：妇人腹中诸疾痛，当归芍药散主之。

当归芍药散也能治疗腹痛，和小建中汤都属于太阴病方证，芍药的剂量都大，小建中汤除了饴糖，芍药剂量最大，当归芍药散中剂量最大的是芍药。两方的主症都是太阴病的腹痛，如何鉴别？

小建中汤中芍药六两，当归芍药散中芍药一斤，都体现了芍药的养津液、缓急止痛作用。当归芍药散中当归、白芍、川芎养血养津液且有活血祛瘀作用，白术、茯苓、泽泻益气利水，侧重于气血不足且有水饮、瘀血。小建中汤有桂枝、甘草辛甘化阳，饴糖甘温补虚，侧重于津血不足且有寒象，或伴有表不解。

100.伤寒，阳脉涩，阴脉弦，法当腹中急痛，先与小建中汤，不瘥

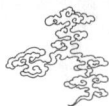

者，小柴胡汤主之。

102. 伤寒二三日，心中悸而烦者，小建中汤主之。

《金匮要略·妇人杂病脉证并治第二十二》：妇人腹中痛，小建中汤主之。

《金匮要略·血痹虚劳病脉证并治第六》：虚劳里急，悸，衄，腹中痛，梦失精，四肢酸疼，手足烦热，咽干口燥，小建中汤主之。

从上述四条来看，小建中汤方证的主症是腹中痛、心悸。其临床辨证要点：太阴病，里虚寒。以津血不足且有寒象为病机，以胃部腹部疼痛、心悸为主要症状表现，可伴或不伴桂枝汤方证的表证不解。治法是温中补虚，临床应用不一定要有表证。

第 20 节　黄芪建中汤、当归建中汤、大建中汤

小建中汤是太阴病的一首代表方，还有两个加减方，黄芪建中汤、当归建中汤。

虚劳里急，诸不足，黄芪建中汤主之。

黄芪建中汤即小建中汤加黄芪一两半。黄芪补气，当归补血，后世黄芪、当归常配伍应用，如代表方当归补血汤。在东垣的补中益气汤中也有黄芪、当归，益气养血、补中益气。因此在小建中汤基础上，伴有气虚明显者，加黄芪，即黄芪建中汤。

《千金》内补当归建中汤：治妇人产后虚赢不足，腹中刺痛不止，吸吸少气，或苦少腹中急摩痛，引腰背，不能食饮。产后一月，日得服四五剂为善。令人强壮，宜。

当归四两　桂枝三两　芍药六两　生姜三两　甘草二两　大枣十二枚

上六味，以水一斗，煮取三升，分温三服，一日令尽。若大虚，加饴糖六两，汤成内之，于火上暖令饴消，若去血过多，崩伤内衄不止，加地黄六两，阿胶二两，合八味，汤成内阿胶。若无当归，以芎䓖代之；

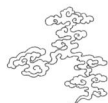

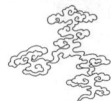

若无生姜，以干姜代之。

当归建中汤即小建中汤加当归四两而成。妇人产后虚羸不足，产后以津血虚为主，气血不足，伴有瘀血内停，刺痛、痛有定处，故腹中刺痛不止，以痛为苦，吸吸少气，类似疼痛的时候不敢深呼吸，苦少腹中急摩痛，引腰背，不能食饮。小建中汤温中补虚，加当归，配合芍药养血活血祛瘀而缓急止痛，振奋机体功能的沉衰，故曰令人强壮。

《金匮要略·腹满寒疝宿食病脉证治第十》：心胸中大寒痛，呕不能饮食，腹中寒，上冲皮起，出见有头足，上下痛而不可触近，大建中汤主之。

大建中汤方

蜀椒二合，去汗　干姜四两　人参二两

上三味，以水四升，煮取二升，去滓，内胶饴一升，微火煎取一升半，分温再服；如一炊顷，可饮粥二升，后更服，当一日食糜，温覆之。

小建中汤的主药是饴糖，大建中汤的主药也是饴糖一升。大建中汤方药组成为蜀椒、干姜、人参、饴糖。蜀椒、干姜温中散寒、温化寒饮，人参、饴糖益气养津液，温中散寒补虚的力度更大，治疗"心胸中大寒痛"。阳虚寒饮内停，导致呕不能饮食，以胃肠消化道症状为主，故用干姜、蜀椒温中散寒、和胃化饮。

有学者把上冲皮起、出见有头足，解释成蛔虫发作的症状表现，或者是肠痉挛。上冲皮起，出见有头足，上下痛而不可触近，突出了寒邪、寒饮凝滞的病机，寒凝不通则痛。在人参、饴糖补虚基础上用蜀椒、干姜辛温散寒、温化寒饮，明显较小建中汤温中补虚、散寒化饮力度更大，故曰大建中汤。而小建中汤相对来说温中、散寒、补虚力度偏弱，称之为小建中汤。

黄芪建中汤方证的主症是小建中汤基础上，伴有气虚不足的特点。当归建中汤方证在小建中汤方证基础上伴有血虚、血瘀的腹部、少腹疼痛。大建中汤方证是寒邪更重，有寒饮，腹部寒凝疼痛为主。

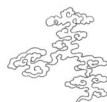

第 21 节　桂枝加芍药汤、桂枝加大黄汤

桂枝汤基础上倍芍药，就是桂枝加芍药汤，再加大黄，就是桂枝加大黄汤。在桂枝加芍药汤基础上，加饴糖，就是小建中汤。都属于桂枝汤类方。

279. 本太阳病，医反下之，因尔腹满时痛者，属太阴也，桂枝加芍药汤主之。大实痛者，桂枝加大黄汤主之。

桂枝加芍药汤方

桂枝三两，去皮　芍药六两　甘草二两，炙　大枣十二枚，擘　生姜三两，切

上五味，以水七升，煮取三升，去滓，温分三服。本云桂枝汤，今加芍药。

桂枝加大黄汤方

桂枝三两，去皮　大黄二两　芍药六两　生姜三两，切　甘草二两，炙　大枣十二枚，擘

上六味，以水七升，煮取三升，去滓。温服一升，日三服。

太阳病，医反下之，是错误治疗，出现了腹满时痛，但表不解，因下之津液已伤，用桂枝汤解表，不用麻黄。此时腹满腹痛，有下之津液

损伤的因素，属于津液不足不能濡养所致的不荣则痛，故倍芍药滋阴养津液、缓急止痛。桂枝加芍药汤方证，只是津液损伤，倍芍药养津液，寒象不重，不用饴糖。

桂枝加芍药汤治疗表未解、津液损伤的腹满时痛。若大实痛者，说明疼痛剧烈的程度，往往拒按，存在邪实，再加大黄以攻逐邪实，即桂枝加大黄汤。

桂枝加大黄汤中，芍药养津液、缓急止痛，大黄攻逐邪实。大柴胡汤中亦有大黄、芍药，病机类似，津液虚而伴有邪实，以腹痛为主。

280. 太阴为病，脉弱，其人续自便利，设当行大黄芍药者，宜减之，以其人胃气弱，易动故也。下利者，先煎芍药三沸。

芍药虽然有滋阴养津液的作用，符合补虚（补津液）的治法，但芍药酸平、偏于酸寒，大剂量应用有一定下利的作用，这就是小建中汤要加入大量饴糖的原因，来制约芍药的下利不良反应。如果不加饴糖，只是单纯的桂枝加芍药汤，起不到建中的作用。

太阴病为里阴证，胃肠功能沉衰不足，常见脉弱、其人续自便利等症状。大黄攻下，大剂量的芍药有一定的攻下作用，若有大黄、芍药的应用指征，但考虑到其人属太阴病、胃肠功能沉衰不足，需要祛邪不伤正，用大黄、芍药易导致下利伤津液、伤阳气，即使有实邪，宜减其剂量，甚则不用。原因就是其人属太阴病，胃气弱，易动故也。也可以认为第280条是对第279条的解释和补充。

桂枝汤本质上是益气养津液温阳方，合入辅汗法就能治疗相对表虚、津液伤的表证。不用辅汗法，就可以化裁用于里证太阴病的治疗，温中补虚。有"桂枝加桂"，也有"桂枝加芍"，有"桂枝去桂"，也有"桂枝去芍"。

桂枝汤倍芍药加饴糖，治疗太阴病的腹痛。

桂枝汤倍芍药加大黄，治疗阳明病的腹痛。

在桂枝汤基础上，里证津液伤的轻度腹满、腹痛，加芍药，即桂枝加芍药汤；若邪实明显，疼痛更重，存在阳明病，加大黄攻逐实邪，即桂枝加大黄汤。

津液不足的腹痛，无论是阳明病还是太阴病，都有用芍药的机会。但是芍药酸平、偏寒一点，有一定导致腹泻的作用。若属太阴病，平素脾胃虚寒、大便容易下利的患者，大黄、芍药减量或不用。或者仿栀子干姜汤的思路，合入干姜温中补虚。

第22节 当归四逆汤、当归四逆加吴茱萸生姜汤

当归四逆汤方证也是太阴病常见方证，在桂枝汤基础上，去生姜，加当归、细辛、通草而成。

351. 手足厥寒，脉细欲绝者，当归四逆汤主之。

当归三两　桂枝三两，去皮　芍药三两　细辛三两　甘草二两，炙
通草二两　大枣二十五枚，擘

上七味，以水八升，煮取三升，去滓，温服一升，日三服。

当归四逆汤中有桂枝汤，为何去生姜？因为生姜有发汗解表作用，说明津液损伤且表证不重，所以用桂枝汤去生姜。当归、白芍、炙甘草、大枣养津液，桂枝、炙甘草辛甘化阳、温阳通脉。本方证用到了细辛、通草化饮利水，说明存在水饮。以方测证，当归四逆汤方证属于太阴病，津液虚寒兼有水饮，导致手足厥寒、脉细弱，往往不伴有下利等症状。虽有四逆症状，其虚、寒程度不重，以手足凉、脉细弱为主。

桂枝汤本是温阳补虚养津液的一首基础方，合入辅汗法能治疗太阳病相对虚的表证，若更虚则加附子。脉细主津血损伤，脉细欲绝，说明津血损伤明显，用桂枝汤去生姜避免发汗更伤津液，此处没有倍芍药，但加大了大枣剂量，用大枣二十五枚来温中补虚。加当归配合芍药，联

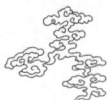

想到当归建中汤，加当归也体现了津血不足，且有血虚血瘀因素。

当归四逆汤方证是否存在表证？

当归四逆汤去了生姜，且无辅汗法，本身解表力量弱，临床中可无表证。若表证不重，用本方证，类似小建中汤的作用，可达到扶正解表，因此对于轻度表证亦可治疗，只是加上辅汗法更佳。

手足厥寒、脉细欲绝者，四逆汤方证也可以见到。如何鉴别当归四逆汤和四逆汤？

四逆汤方证是下利清谷不止导致的类似休克状态，病情危重，四肢厥逆、脉微细欲绝更重，精神状态差。四逆汤是里证急迫的阳虚，需要回阳救逆，温阳力度大。当归四逆汤是在桂枝汤基础上，去生姜，加当归、细辛、通草而来，温阳力度较四逆汤明显轻，适用于阴证但相对轻的血虚水饮证，或有表证，以手足凉、脉细弱为主症。当归四逆汤方证虽有四逆，治法也是温中补虚，但力度远不及四逆汤，临床上常用本方治疗阳虚的手足冻疮。

352. 若其人内有久寒者，宜当归四逆加吴茱萸生姜汤主之。

当归三两　芍药三两　甘草二两，炙　通草二两　桂枝三两，去皮　细辛三两　生姜半斤，切　吴茱萸二升　大枣二十五枚，擘

上九味，以水六升，清酒六升，和煮取五升，去滓，温分五服。一方，水酒各四升。

本方有吴茱萸、生姜、大枣，再加人参即吴茱萸汤。吴茱萸、生姜是温化水饮，本方吴茱萸二升、生姜半斤，剂量更大于吴茱萸汤中的剂量。故本条文的内有久寒，当为内有久寒饮，加吴茱萸、生姜温化水饮。若只是寒邪，加附子即可。在当归四逆汤方证基础上，寒性水饮更重，如有消化道的恶心、呕吐、头痛等症，更加吴茱萸、生姜温化水饮，即本方。

第23节　炙甘草汤

炙甘草汤以炙甘草命名，更凸显了炙甘草的补益作用。炙甘草被誉为国老，调和诸药，其实炙甘草更重要的作用是补虚，虽然比人参力度弱，但使用范围更广。如辛甘化阳的桂枝甘草汤、甘草干姜汤，酸甘化阴的芍药甘草汤等，都离不开甘草的益气补虚作用。桂枝汤中的甘草、小柴胡汤中的甘草、白虎汤中的甘草，都有补虚作用，若津气、阳气损伤明显才加人参、附子。津气损伤不重的情况下，用炙甘草即可。

177. 伤寒脉结代，心动悸，炙甘草汤主之。

甘草四两，炙　生姜三两，切　人参二两　生地黄一斤　桂枝三两，去皮　阿胶二两　麦门冬半升，去心　麻仁半升　大枣三十枚，擘

上九味，以清酒七升，水八升，先煮八味，取三升，去滓，内胶，烊消尽，温服一升，日三服。一名复脉汤。

脉结代、心动悸，炙甘草汤主之。以方测证来看，当属于太阴病的气血不足，津血不能濡养则心动悸，心阳不足则脉结代而不规整，属于机体（心脏）功能沉衰不足所致。故炙甘草汤温中补虚、益气养血复脉。

方中炙甘草四两、生姜三两、人参二两、大枣三十枚，这是典型的仲景常用的四个药物组合，也可认为是仲景的四君子汤。如桂枝汤中的姜、草、枣，小柴胡汤中有参、姜、草、枣。其中生姜、大枣都是厨房

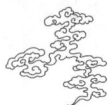

常备，药食同源，也可以当作食物，非常平和。对于虚证患者，用生姜、大枣煮汤或者煲粥，也能起到益气养血、温胃助阳的作用，性价比高，疗效不见得比冬虫夏草等滋补药差。

生地黄一斤、麦门冬半升、阿胶二两，也是常用的养津液、养血的药物。麻仁半升，有滋阴养液、润肠通便的作用。

桂枝三两、炙甘草四两，桂枝甘草汤，辛甘化阳。清酒七升，水八升，煎煮。借用酒的辛温通脉作用，利于气血流通。

炙甘草汤的病机是太阴病，气血津液、阳气俱不足，以心悸、脉结代为主要表现。并不能说临床遇到心律失常皆可用炙甘草汤，一定要辨证属于太阴病气血津液不足，方可应用。从方药组成来看，炙甘草汤温中补虚，照顾到了气虚、血虚、津液虚、阳虚，所以后世拓展其为益气养血的方，也被称为复脉汤，也可用于治疗虚劳的肺痿。

《金匮要略·肺痿肺痈咳嗽上气病脉证治第七》《外台》炙甘草汤：治肺痿涎唾多，心中温温液液者。方见虚劳。

肺痿，如草木枯萎不荣，肺气不足，动则喘甚，且涎唾多，属于太阴病阳虚水饮，心中温温液液者，类似心悸病机，用炙甘草汤益气养血、温中补虚，兼以温阳化饮。

当前《中医内科学》教材对肺痿的论治，分为两大基本证型：①虚寒证的甘草干姜汤。②虚热证的麦门冬汤合清燥救肺汤。从虚证角度而言，偏阳虚用甘草干姜汤，偏津气虚用炙甘草汤。

178.脉按之来缓，时一止复来者，名曰结。又脉来动而中止，更来小数，中有还者反动，名曰结，阴也。脉来动而中止，不能自还，因而复动者，名曰代，阴也。得此脉者必难治。

本条可以认为是对第177条的补充或解释，讨论了结、代的区别，其都属于心律失常范畴。重点在于"阴也"。本条属于阴证，机体功能沉衰所致，治疗难度大，故曰得此脉者必难治。

辨证不准确，必然没有疗效。医者追求辨证准确，方证相应而治愈疾病，即使辨证得当、方证相应，对于重病，疗效不见得一定满意，尽心尽力即可。

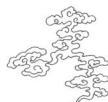

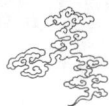

第24节　桃花汤、赤石脂禹余粮汤

　　阳明病与太阴病，病位在里，都可见到下利。阳明病的下利，属于病位在里的阳证、热证、实证，以清热燥湿祛邪为主，有葛根黄芩黄连汤、白头翁汤，主要是黄芩、黄连、黄柏的应用。太阴病的下利，属于病位在里的阴证、虚证、寒证，以温中、补虚为主，代表方证有四逆辈、理中辈。

　　桃花汤、赤石脂禹余粮汤，包括利小便实大便的五苓散，其方证都存在太阴病下利的病机。

　　307. 少阴病，二三日至四五日腹痛，小便不利，下利不止，便脓血者，桃花汤主之。

　　306. 少阴病，下利便脓血者，桃花汤主之。

　　赤石脂一斤，一半全用，一半筛末　干姜一两　粳米一升

　　上三味，以水七升，煮米令熟，去滓，温服七合，内赤石脂末方寸匕，日三服。若一服愈，余勿服。

　　少阴病，津血阳气不足，下利更伤津液。虽然热证的时候，热迫血行，可以动血、出血，但出血的不一定就是热证。本条的便脓血，并非热性脓血，而是虚寒，当伴有太阴病的其他症状表现，如大便溏、下利清谷、血色淡、大便并不臭秽、腹凉、喜温喜按、口不渴或喜热饮、舌

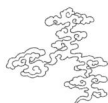

淡、脉弱等，治法在温阳补虚基础上，突出急则治其标的思想，加上收敛止利，标本兼治。

干姜、粳米温中补虚。因为涉及胃肠消化系统的下利，既有阳虚、又有水饮，故以干姜温阳化饮止利为主，粳米补虚护胃，赤石脂有温阳作用，一半入汤剂，一半筛末吞服，类似当前临床的蒙脱石散或活性炭的收敛止利作用。

第306条可以看作对第307条症状的凝练，症状都见于第307条。

308. 少阴病，下利便脓血者，可刺。

少阴病，下利便脓血者，即第306条的桃花汤方证。除了口服汤剂，也可采用针刺治疗方法。虽然具体穴位不详，但针刺的治法也应符合温中补虚，推测大概为如足三里等具有温中温阳作用的穴位，艾灸也可考虑。针灸虽然更多考虑经络辨证，但也应符合六经、八纲的辨证论治原则，利用针灸辅助起到八法的治疗作用。

363. 下利，寸脉反浮数，尺中自涩者，必清脓血。

下利、便脓血，是桃花汤方证的主要症状，津血不足，脉象当常见脉细弱涩，也可尺中自涩。不应该见到寸脉浮数，故曰寸脉反浮数。有两种可能：

1. 虽然下利，但表不解，有可能寸脉反浮数。若临床桃花汤方证伴随表不解，可仿桂枝人参汤思路，加桂枝以解表。

2. 下利、便脓血导致里阳虚弱，阳虚欲脱上越，表现为寸脉反浮数，但沉取无根，尺脉自涩。若尺脉沉微无力，附子、人参等亦可加入。推测当为后者可能性大。

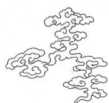

159.伤寒服汤药，下利不止，心下痞硬，服泻心汤已，复以他药下之，利不止，医以理中与之，利益甚。理中者，理中焦，此利在下焦，赤石脂禹余粮汤主之。复不止者，当利其小便。赤石脂禹余粮汤主之。

赤石脂一斤，碎　太一禹余粮一斤，碎

上二味，以水六升，煮取二升，去滓，分温三服。

277.自利不渴者，属太阴，以其脏有寒故也，当温之，宜服四逆辈。

大多条文都是仲景临床医案的形式，不过多讲解病机。因此很多病机的解释，都是后人加入的。第159条原貌当是：伤寒服汤药，下利不止，心下痞硬，服泻心汤已，复以他药下之，利不止，医以理中与之，利益甚（理中者，理中焦，此利在下焦）。赤石脂禹余粮汤主之。复不止者，当利其小便。

伤寒服汤药，下利不止，推测应该是苦寒攻下的药物，如承气汤类，治不得法，出现了下利不止，邪气入里，虚其里，正邪交争，结于心下，导致心下痞硬。服泻心汤已，应当是服了甘草泻心汤后心下痞硬、下利痊愈。

结果医生再次辨证错误，再次错误地给予下之，出现利不止，更虚津液、阳气，属于里阴证太阴病的下利，当以四逆辈温之。医以理中与之，利益甚，下利并未缓解，大方向无误，此时反复下利、下利不止，给予赤石脂禹余粮汤，急则治其标，甘温收敛止利，类似临床上的蒙脱石散、活性炭的止利作用。后续继续以理中汤、四逆汤等温阳生津液。

赤石脂温阳收涩止利，禹余粮类似。本方只能用于阴证的下利，不能用于阳证的下利，而且本方（赤石脂禹余粮汤）不是太阴病下利的常规处方，而是对于太阴病下利，采用温阳的四逆辈、理中辈疗效不佳，且下利症状明显，急则治其标，方可选用本方。

为何伤寒，服汤药下之？为何复以他药下之？

推测可能存在有类似里实的表现，如心下痞硬。但下之后，利不止，说明这是真虚假实，是太阴病的心下痞硬，不是里实热证，也告诉我们临床要把基本的寒热、虚实、表里辨别清楚，这是临床的基本功。

复不止者，当利其小便。

后人将其总结为"利小便以实大便"的治疗原则，代表方是五苓散。当利其小便，是对病机治法的解释，似乎是后人加入。

本案看作仲景的一个医案，体现了辨证论治的精神：对下利的辨证论治，存在半表半里证，给予甘草泻心汤治疗。太阴病虚寒的下利，用四逆辈或理中辈。若辨证无误，四逆辈或理中辈无效，用治标的赤石脂禹余粮汤。辨证属于水饮证，水饮敷布失常的下利，利小便以实大便，用五苓散。

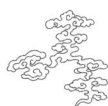

第 24 节　桃花汤、赤石脂禹余粮汤

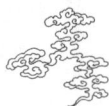

第 25 节　吴茱萸汤

《伤寒论》中涉及吴茱萸的方证，是吴茱萸汤和当归四逆加吴茱萸生姜汤。前面提到，吴茱萸、生姜都有辛温化饮的作用，用于太阴病寒饮证。

243. 食谷欲呕，属阳明也，吴茱萸汤主之。得汤反剧者，属上焦也。吴茱萸汤。

吴茱萸一升，洗　人参三两　生姜六两，切　大枣十二枚，擘

上四味，以水七升，煮取二升，去滓，温服七合，日三服。

食谷欲呕，是胃的症状，不见得呕出来，欲呕是胃气上逆，上逆的原因是胃有寒饮，胃气上逆而欲呕。属阳明也，不是指阳明病，而是以阳明代指胃肠，实际上属于太阴病，用吴茱萸汤辛温化饮、补虚。

得汤反剧者，属上焦也。服吴茱萸汤后症状不解，反而加重，说明不是吴茱萸汤方证，属于上焦。属上焦也，这一句话应该是后人加入的，因为仲景不用三焦辨证。从后世三焦辨证看来，脾胃属中焦，前面第159 条赤石脂禹余粮汤条文有"理中者，理中焦，此利在下焦"；第 230 条小柴胡汤方证的"上焦得通，津液得下"，都有可能是后人加入的。

胡希恕先生解释"属上焦"，指的是半表半里少阳证的小柴胡汤方证。也有类似食谷欲呕的喜呕症状，但多有口苦、咽干、目眩等机体上

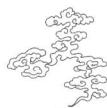

半部郁热症状。相对于中焦脾胃，也可以看作上焦。

230. 阳明病，胁下硬满，不大便而呕，舌上白胎者，可与小柴胡汤。上焦得通，津液得下，胃气因和，身濈然汗出而解。

吴茱萸汤方证存在欲呕，小柴胡汤方证存在喜呕，需要鉴别。

前者属于太阴病的胃虚寒而有水饮，见吐、利，舌淡胖苔腻，脉弱或脉弦。小柴胡汤方证属于半表半里阳证少阳病，虽有血弱气尽的虚象，需用参、姜、草、枣补益，但属于阳证，有胸胁苦满等半表半里的特点，伴有心烦、口苦等半表半里热证。

需要注意，条文简练，并非食谷欲呕就是吴茱萸汤方证。食谷欲呕常见于里证，但半表半里和表证也可见到，临床还需细辨六经和方证。如表证的太阳病有呕逆，半表半里的小柴胡汤方证也可出现。即使是里证的食谷欲呕，也还需要进一步鉴别是阳明病还是太阴病。

3. 太阳病，或已发热，或未发热，必恶寒，体痛，**呕逆**，脉阴阳俱紧者，名为伤寒。

12. 太阳中风，阳浮而阴弱。阳浮者，热自发，阴弱者，汗自出。啬啬恶寒，淅淅恶风，翕翕发热，鼻鸣干呕者，桂枝汤主之。

96. 伤寒五六日中风，往来寒热，胸胁苦满，嘿嘿不欲饮食，心烦喜**呕**，或胸中烦而不呕，或渴，或腹中痛，或胁下痞硬，或心下悸，小便不利，或不渴，身有微热，或咳者，小柴胡汤主之。

309. 少阴病，吐利，手足逆冷，烦躁欲死者，吴茱萸汤主之。

阴证，因为津虚、阳虚，机体功能沉衰不足，吐、利、手足逆冷是常见症状。少阴病的病位在表，本身不出现里证的吐、利，若出现吐、利，已经是少阴太阴合病或已传入太阴，不是单纯的少阴病了。

少阴病是阴证，机能沉衰不足，精神状态差，甚至但欲寐，但反而

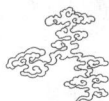

出现了精神亢奋的烦躁欲死，物极必反，不是什么好事情。病机是阴寒内盛，而逼迫阳气外越，类似干姜附子汤方证的烦躁病机。为何烦躁欲死？阴证的基础上，寒饮上逆下迫所致，用吴茱萸汤温中补虚化饮治疗。

61. 下之后，复发汗，昼日烦躁不得眠，夜而安静，不呕，不渴，无表证，脉沉微，身无大热者，干姜附子汤主之。

378. 干呕，吐涎沫，头痛者，吴茱萸汤主之。

干呕、吐涎沫，反映了胃虚、寒饮的病机，用生姜温胃化饮。头痛六经皆可见，本条的头痛不是表证，也不是里热，而是寒性水饮上逆所致。用吴茱萸汤温中补虚、化饮降逆。

吴茱萸汤的病机是太阴病寒饮上冲下迫，导致食谷欲呕、吐利、干呕、吐涎沫、头痛等。本身为阴证，有手足逆冷。若阴寒内盛，可出现烦躁欲死。病痰饮者，当以温药和之，治疗用人参、大枣、生姜温中补虚，生姜六两、吴茱萸一升辛温化饮、降逆止呕。

《神农本草经》：吴茱萸，味辛温。主温中，下气止痛，咳逆，寒热，除湿，血痹，逐风邪，开腠理。根，杀三虫。

吴茱萸辛温，温中化饮降逆，故能主温中，下气，咳逆，除湿，和吴茱萸的温中化饮降逆作用密不可分。唐代王维《九月九日忆山东兄弟》说：独在异乡为异客，每逢佳节倍思亲。遥知兄弟登高处，遍插茱萸少一人。

诗中的茱萸，到底是山茱萸还是吴茱萸，一直有争论。遍插茱萸，并非为了好看，而是为了起到医学上的芳香辟秽作用，其性味当属辛温燥烈之品。山茱萸为滋补肝肾之阴，其性味酸涩，吴茱萸辛温燥烈，富含挥发油，且能杀虫，所以从医学角度来看，遍插茱萸少一人的茱萸，当是吴茱萸。

　　笔者在甘草干姜汤方证，讲过生姜、干姜的作用，其都具有温中化饮的作用。生姜侧重于解表、化痰饮、和胃止呕，干姜侧重于温阳、化水饮。吴茱萸汤方证属于太阴病，胃虚且有寒性水饮，以呕、吐、利、头痛为主症，故用生姜，治以吴茱萸汤温中补虚、化饮、降逆止呕。

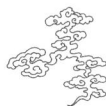

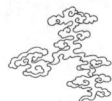

第 26 节　温经汤

温经汤中有吴茱萸、生姜、人参，再加大枣即吴茱萸汤方证。且温经汤的温阳药物是吴茱萸、桂枝，吴茱萸剂量大于桂枝，故本方证归属于吴茱萸温阳类方。

《金匮要略·妇人杂病脉证并治第二十二》：问曰：妇人年五十，所病下利，数十日不止，暮即发热，少腹里急，腹满，手掌烦热，唇口干燥，何也？师曰：此病属带下，何以故？曾经半产，瘀血在少腹不去。何以知之？其证唇口干燥，故知之。当以温经汤主之。

温经汤方

吴茱萸三两　当归二两　芎䓖二两　芍药二两　人参二两　桂枝二两　阿胶二两　生姜二两　牡丹皮二两，去心　甘草二两　半夏半斤　麦门冬一升，去心

上十二味，以水一斗，煮取三升，分温三服。亦主妇人少腹寒，久不受胎，兼取崩中去血，或月水来过多，及至期不来。

温经汤方证主症是妇人年五十，天癸绝，更年期。病下利数十日不止，以方测证来看当为下血数十日不止，并非肠道下利。

昼为阳，夜属阴，暮即发热，属于阴分。笔者在讲阳明蓄血的时候提过，瘀热证（蓄血证）常见于女性，以月经异常、情志异常、以少腹部位症状为主要特征。温经汤条文的少腹里急、腹满，病位在少腹，考虑存在瘀血。后面解释为曾经半产，瘀血在少腹不去，并不是根据唇口干燥看出的，而是根据女性、下血不止、暮即发热、少腹里急、腹满，辨认出病机是瘀血在少腹不去。

至于手掌烦热，唇口干燥，看似有热，实际上病机是血虚不足、瘀血化热所致的虚热、上热，往往饮水不多或喜热饮，舌淡或暗或有瘀斑，苔润而不燥，脉细弱或沉涩。养血活血祛瘀，稍佐清热的牡丹皮、麦冬即可。

温经汤方证按六经归属于太阴病，用吴茱萸、桂枝、甘草，辛甘化阳、温中。

太阴病血虚宫寒，津血不足，且有瘀血在少腹，养血活血祛瘀，用当归、川芎、芍药、阿胶、麦冬，有当归芍药散的一半，养津血兼以活血祛瘀。津血同源，养津液就是养血，用麦冬养津养血。如芍药既是养津液的代表药，如芍药甘草汤，也是养血的代表药，如四物汤。牡丹皮、麦冬，清虚热，同当归、芍药、川芎、阿胶配伍，起到养津血、清虚热、活血祛瘀。

本证当有寒饮，用吴茱萸、生姜、人参，有吴茱萸汤方义，更加半夏，辛温化饮降逆。本方有半夏、生姜，即小半夏汤，推测本方证可伴见胃肠虚寒水饮的相关症状，如恶心、呕吐等胃肠消化系统症状。

人参、生姜、甘草，是仲景常用的参姜草枣，来益气养津，本方无大枣。

麦冬、半夏、人参、甘草，有麦门冬汤含义，照顾到气阴两伤的胃失和降。

温经汤具有益气温阳、养血活血、清虚热、祛瘀止痛、化饮降逆、和胃止呕等作用。温经汤方证临床上属于太阴病，气血不足、血虚宫寒、瘀血内停，伴见寒饮内停、虚热，以月经异常、少腹症状（少腹里急、少腹寒）为主症，辨证属于血虚宫寒伴有血瘀者，皆可应用。若水饮不

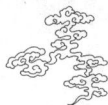

重，阳虚明显，多用干姜代生姜，甚则加附子。瘀血重加入桃仁，虚热不明显，减牡丹皮、麦冬剂量。

本方证是妇科重要方证，临床应用广泛，因为本方证含有吴茱萸汤方证，所以温经汤方证的患者，其实头痛的症状也比较多，大家可以观察一下，温经汤方证的头痛，一方面有血虚不足的因素，一方面和寒饮上迫有关。

方后注的这句话需要重视："亦主妇人少腹寒，久不受胎，兼取崩中去血，或月水来过多，及至期不来。"不仅仅是瘀血，妇人少腹寒，月经不调，皆有本方证的可能。但需注意，男性亦有本方证的可能，因为中医是辨证论治的，有是证用是方，性别不是关键。

第27节　疑难的第29条、第30条

　　第29条、第30条讲的是甘草干姜汤、芍药甘草汤，分别是辛甘化阳、酸甘化阴的代表方。对于条文本身而言，很多人难以理解，我们抓住最基本的病机，来详细解读。

　　29. 伤寒脉浮，自汗出，小便数，心烦，微恶寒，脚挛急，反与桂枝，欲攻其表，此误也，得之便厥。咽中干，烦躁，吐逆者，作甘草干姜汤与之，以复其阳。若厥愈足温者，更作芍药甘草汤与之，其脚即伸。若胃气不和、谵语者，少与调胃承气汤。若重发汗，复加烧针者，四逆汤主之。

　　甘草干姜汤方

　　甘草四两，炙　干姜二两

　　上二味，以水三升，煮取一升五合，去滓，分温再服。

　　芍药甘草汤方

　　白芍药　甘草各四两，炙

　　上二味，以水三升，煮取一升五合，去滓，分温再服。

　　调胃承气汤方

　　大黄四两，去皮，清酒洗　甘草二两，炙　芒硝半升

　　上三味，以水三升，煮取一升，去滓，内芒硝，更上火微煮令沸，少少温服之。

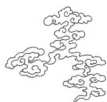

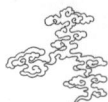

四逆汤方

甘草二两，炙　干姜一两半　附子一枚，生用，去皮，破八片

上三味，以水三升，煮取一升二合，去滓，分温再服。强人可大附子一枚，干姜三两。

伤寒、脉浮、汗出、恶寒，可见于表证，有桂枝汤方证的特点，与桂枝汤解表。但医生并未详细四诊，辨证错误。因为患者自汗出、微恶寒的同时，还存在小便数、心烦、脚挛急，说明不是单纯的桂枝汤方证。

自汗出，导致津液损伤，出现了脚挛急、心烦，说明津液损伤明显，出现了津液亏虚不能濡养的脚挛急、心烦。脚挛急类似第 20 条桂枝加附子汤方证的四肢微急，心烦类似第 102 条小建中汤方证的心中悸而烦。

20. 太阳病，发汗，遂漏不止，其人恶风，小便难，四肢微急，难以屈伸者，桂枝加附子汤主之。

102. 伤寒二三日，心中悸而烦者，小建中汤主之。

从自汗出、小便数、心烦、微恶寒、脚挛急，看出津液损伤明显，即使表证未解，也不能单纯应用桂枝汤，以避免更伤津液阳气。故条文曰"反与桂枝，欲攻其表，此误也，得之便厥"。厥就是四肢厥逆，更发汗损伤津液阳气，不能温煦所致。

如何治疗呢？仲景并未给出答案，仿照仲景思维，有以下可能：

1. 阳虚（津液虚）并不急迫，因本方证属于阴证，表未解，属于少阴病。阳虚不急迫，可加入附子温阳，用桂枝加附子汤，从少阴论治。

2. 阳虚（津液虚）急迫。避免汗出更伤津液、阳气，去桂枝。若脚挛急明显，可用芍药甘草附子汤。若心烦明显，津液虚损不能养心，可用小建中汤。

3. 阳虚（津液虚）急迫更重，仿舍表救里思路，直接给予四逆汤回阳救逆。

68.发汗，病不解，反恶寒者，虚故也，芍药甘草附子汤主之。

323.少阴病，脉沉者，急温之，宜四逆汤。

咽中干，烦躁，吐逆者，作甘草干姜汤与之，以复其阳。若厥愈足温者，更作芍药甘草汤与之，其脚即伸。若胃气不和、谵语者，少与调胃承气汤。若重发汗，复加烧针者，四逆汤主之。

本身就津液不足，给桂枝汤解表发汗后，津液阳气更虚，出现了咽中干、烦躁、吐逆者，看似是阳热证。实际上，津液虚损的时候也可以出现咽中干，但必然伴有舌淡苔润、脉细弱、不喜饮或喜热饮。如小建中汤方证也有咽干口燥。此处用甘草干姜汤治疗，以方测证来看，此处的咽中干，属于津虚、阳虚的阴证。

烦躁虽然常见于热证，如大青龙汤方证的烦躁，但烦躁也不见得都是阳证、热证，如干姜附子汤的"昼日烦躁不得眠"、吴茱萸汤的"烦躁欲死者"。吐逆也不一定都是热证，阳虚水饮内停，也可以吐逆。后面有"若厥愈足温者"，说明此处当有足冷、厥逆的症状。

《金匮要略·血痹虚劳病脉证并治第六》虚劳里急，悸，衄，腹中痛，梦失精，四肢酸疼，手足烦热，咽干口燥，小建中汤主之。

61.下之后，复发汗，昼日烦躁不得眠，夜而安静，不呕，不渴，无表证，脉沉微，身无大热者，干姜附子汤主之。

309.少阴病，吐利，手足逆冷，烦躁欲死者，吴茱萸汤主之。

本条应是津液虚损，又错误发汗（反与桂枝）更伤津液阳气，陷入于阴证，出现了津虚失养的咽中干、烦躁、吐逆。仲景是重阳思想，先

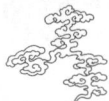

顾护阳气，因为阳气是机体功能的外在表现，以保胃气为要。胃气存则津液自生，这就是脾胃为后天之本的生理意义。阳气是功能，需当急固，津液血液是物质，不能速生，所以用甘草干姜汤辛甘化阳，以复其阳，阳气恢复则津液自生。

更作芍药甘草汤与之，其脚即伸，说明存在其脚不伸的症状。前面作甘草干姜汤以复其阳，阳气回复，厥愈足温，但其脚不伸，是津液不足不能濡养所致，可用芍药甘草汤养津液，更作芍药甘草汤与之，其脚即伸。如果阳虚明显，也可再加入附子，即芍药甘草附子汤。

若胃气不和、谵语者，少与调胃承气汤。

不是说服甘草干姜汤、芍药甘草汤后的胃气不和谵语者，少与调胃承气汤，而是反与桂枝攻表后，出现了胃气不和谵语，是津液伤，胃肠津液不足，入里化热所致的阳明病的胃气不和、谵语，故少与调胃承气汤清解里热，少少与之，中病即止。

若重发汗，复加烧针者，四逆汤主之。

反与桂枝，已属于误治，伤津液伤阳气，如果重发汗，或复加烧针发汗、伤津液，雪上加霜，津伤阳虚重证，甘草干姜汤力量弱，更加附子，就是四逆汤。

回顾本条，是少阴病，反与桂枝的误治，分为三种情况：

1.阳虚更重，咽中干，烦躁，吐逆者，阴阳两虚，先服甘草干姜汤救阳，阳气回，厥愈足温。阳气虽复，但津液仍虚，若脚挛急、其脚不伸，再用芍药甘草汤养津液，津液恢复则其脚即伸。

2.假若服桂枝汤后，又错误辨证、错误治疗，重发汗，复加烧针，用四逆汤回阳救逆。

3.津液损伤，化热传入阳明，津伤热盛，出现了胃气不和谵语，可少少地给予调胃承气汤清热治谵语。

条文强调，错误的解表发汗（反与桂枝），可出现传入太阴、阳明两种情况。阴证的厥逆、咽中干、烦躁、吐逆、其脚不伸，阳证的胃气不和、谵语，如何鉴别，离不开我们反复强调的辨阴阳的五个要点。

如果是阴证，则往往伴见精神状态差、口中和、不喜饮或喜热饮、便溏、小便清长、舌淡苔润、脉细弱等。如果是阳证，则往往伴见精神亢奋、口干口渴喜冷饮、便干、尿黄、舌红苔黄燥、脉滑大有力等。

为了更好理解，第29条可调整顺序为：

伤寒脉浮，自汗出（看似桂枝汤方证），小便数，心烦，微恶寒，脚挛急，反与桂枝，欲攻其表，此误也。（第一种情况）得之便厥，咽中干，烦躁，吐逆者，作甘草干姜汤与之，以复其阳。（第二种情况）若重发汗，复加烧针者，四逆汤主之。（服甘草干姜汤或四逆汤后）若厥愈足温者，（其脚不伸）更作芍药甘草汤与之，其脚即伸。（第三种情况）若胃气不和谵语者，少与调胃承气汤。

30. 问曰：证象阳旦，按法治之而增剧，厥逆，咽中干，两胫拘急而谵语。师曰：言夜半手足当温，两脚当伸，后如师言，何以知此？答曰：寸口脉浮而大，浮为风，大为虚，风则生微热，虚则两胫挛，病形象桂枝，因加附子参其间，增桂令汗出，附子温经，亡阳故也。厥逆，咽中干，烦躁，阳明内结，谵语烦乱，更饮甘草干姜汤，夜半阳气还，两足当热，胫尚微拘急，重与芍药甘草汤，尔乃胫伸，以承气汤微溏，则止其谵语，故知病可愈。

本条可以看作对第29条的进一步解释。阳旦指的是桂枝汤方证。在《辅行诀脏腑用药法要》中，桂枝汤被称为小阳旦汤。证象阳旦（桂枝汤），但有小便数，心烦，微恶寒，脚挛急，津液虚损明显，给予按法治之的桂枝汤后症状加重，出现了厥逆，咽中干，两胫拘急而谵语。

通过师生问答来解释。寸口脉浮而大，浮为风，大为虚，即脉浮虚，病形象桂枝汤（小阳旦汤）方证。桂枝发汗，令汗出。本来就是汗出、津虚，增桂令汗出，增加桂枝的剂量就是桂枝加桂汤了，是不对的。如果津液虚损明显，避免汗出津伤，甚则可用桂枝去桂加附子汤（论中无本方证）。附子温经、温阳。之所以加附子，亡阳（亡津液）故也。

厥逆，咽中干，烦躁，即第 29 条的"得之便厥，咽中干，烦躁，吐逆者"，先服甘草干姜汤复阳，再用芍药甘草汤滋阴养津，治疗胫尚微拘急，体现了先救阳气的重阳思想。如果厥逆，咽中干，烦躁，伴见阳明内结，谵语烦乱，属于阳明病，肯定不能用甘草干姜汤了，所以此处条文有误。

若发汗后，阳明内结，谵语烦乱，用（调胃）承气汤使大便微溏，治疗阳明病的谵语。

上述 2 条，体现了仲景的临床思维：

1. 表证的时候，要鉴别是单纯的表证（太阳病），还是表证兼夹其他情况，是表里合病，还是陷入于阴证的表证（少阴病）。如果错误辨证导致了错误治疗，就会导致变证、误治、坏证，病情加重。

2. 解表需要发汗，发汗就会一定程度上伤津液，因此反复强调，对于表证解表的时候，一定要关注表证的轻重和津液的虚实。如本条津液不足、阳虚，就不能单纯用桂枝汤。若未考虑到津液的虚实，即使是发汗力量弱的桂枝汤，也会导致津液损伤而变证百出，需要后面甘草干姜汤、芍药甘草汤、四逆汤、承气汤等纠偏或急救。

3. 虽然津液、阳气虚，阴阳两虚的时候，治疗也有先后，先用甘草干姜汤，后用芍药甘草汤，先恢复阳气再救津液，体现了阳气（功能）的重要性，即重阳思想。阴证的虚，主要指的是阳虚，需要温阳，以附子、四逆辈为代表，常用药有姜、桂、附、吴茱萸。

第28节　痰饮水湿证的由来

痰、饮、水、湿，具体症状、治法并不相同，湿邪弥漫而无定体，痰饮重浊黏腻，水饮清稀。但本质上都是一样的，都属于津液代谢失常的病理产物，归属于阴证的太阴病。因为在机体功能沉衰的情况下，更容易产生痰饮水湿，所以痰饮水湿的治法是"病痰饮者，当以温药和之"。

127.太阳病，小便利者，以饮水多，必心下悸。小便少者，必苦里急也。

太阳病，病位在表，不会出现里证的小便异常。从饮水多、心下悸、小便少、苦里急症状来看，当属于里证水饮证，即太阴病的痰饮水湿证。

饮水过多，超过人体代谢能力，就会形成水饮。水饮停聚于心下则心下悸，小便正常。如果无心下悸，则水饮停聚于人体下部，出现小便不利，如小便少，排尿困难，出现里急，以里急为苦。

本条可以调整为：太阳病，以饮水多，小便利者，必心下悸；小便少者，必苦里急也。

本条告诉我们，饮水要适量，过量饮水会加重人体水液代谢的负担，尤其对于阴证的患者，更容易形成水饮，其中最常见的两个症状就是心下悸、小便异常（小便少、小便不利、苦里急等）。临床上很多患者诉不

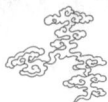

敢饮水，一喝水感觉水汪在胃里面，就是心下悸的具体表现。

《金匮要略·痰饮咳嗽病脉证并治第十二》：夫病人饮水多，必暴喘满。凡食少饮多，水停心下。甚者则悸，微者短气。

本条可以看作第 127 条的解释。饮水多，指的是饮水过多，导致超过了津液代谢敷布的程度，水停心下。一般脾胃虚弱的患者更容易出现，也就是阴证的情况下更容易出现痰饮水湿。

水停心下，水饮凌心则悸，射肺则咳、喘、短气等，水饮郁阻气机则满闷不适。水饮证的时候，除了常见的心下悸、小便不利，也会出现呼吸系统的咳、痰、喘、满、短气，心脏的心悸等症状。

380. 伤寒大吐大下之，极虚，复极汗者，其人外气怫郁，复与之水，以发其汗，因得哕。所以然者，胃中寒冷故也。

伤寒大吐大下之，伤津液伤阳气，机体功能极度虚弱，陷入于阴证。复极汗者，再次发汗伤津伤阳气。其人外气怫郁，有表证未解的情况。如第 48 条的"阳气怫郁在表"，指的是表证。

48. 二阳并病，太阳初得病时，发其汗，汗先出不彻，因转属阳明，续自微汗出，不恶寒。若太阳病证不罢者，不可下，下之为逆，如此可小发汗。设面色缘缘正赤者，阳气怫郁在表，当解之熏之。若发汗不彻，不足言，阳气怫郁不得越，当汗不汗，其人躁烦，不知痛处，乍在腹中，乍在四肢，按之不可得，其人短气，但坐以汗出不彻故也，更发汗则愈。何以知汗出不彻？以脉涩故知也。

虽然表证未解，但大吐、大下、大汗，津液虚损，需要舍表救里，不能发汗更伤津液阳气。复与之水，给其水喝，目的是类似桂枝汤条文方后注的"啜热稀粥一升余，以助药力"，让人多饮水，来帮助人体发汗的一个方法。

复与之水，因得哕。为什么呢？在于前面的大吐、大下、大汗等，陷入于阴证，导致胃中虚、胃中虚冷。饮水后不能被人体吸收，出现了水入则吐的哕。

226. 若胃中虚冷，不能食者，饮水则哕。

277. 自利不渴者，属太阴，以其脏有寒故也，当温之，宜服四逆辈。

太阴病的病机，即第277条描述的脏有寒故也。

太阴病的机体功能沉衰不足，更容易形成水饮。胃中虚冷，就是脏有寒，属太阴病，当温之。

如林黛玉体质的患者，平素就纳差、脾胃虚寒，更容易形成停饮，饮水多则心下悸或胃气上逆而呕。对于脾胃虚弱者，多嘱咐少少饮之、少少饮热水，无口渴的时候不要强迫自己喝水，避免寒凉饮食。

门诊很多患者问我饮食需要注意什么。对于阴证患者，我多嘱咐水果尽量少，因为大部分水果都是偏凉性的，对于阴证体质，不适合过多食用寒凉水果。寒凉的水果，一个指的是性寒，如西瓜、梨、香蕉等，一个是指温度低，如冰箱里刚取出来的。

第226条的意思和第380条一样，胃中虚冷、胃中寒冷，属于阴证，饮水多容易导致哕。对于阴证的脾胃虚弱的患者，饮水要注意，少少饮之，避免水饮内停出现心下悸、呕、哕等痰饮停聚的症状。

第28节　痰饮水湿证的由来

107

第 29 节　桂枝去桂加茯苓白术汤

关于桂枝去桂加茯苓白术汤，去桂还是去芍，一直有争论。

28. 服桂枝汤，或下之，仍头项强痛，翕翕发热，无汗，心下满，微痛，小便不利者，桂枝去桂加茯苓白术汤主之。

芍药三两　甘草二两（炙）　生姜（切）　白术　茯苓各三两　大枣十二枚（擘）

上六味，以水八升，煮取三升，去滓，温服一升，小便利则愈。本云桂枝汤，今去桂枝，加茯苓，白术。

服桂枝汤，或下之，仍头项强痛，翕翕发热，无汗。

仍头项强痛、翕翕发热、无汗，存在表证不解的情况，需要解表。从症状来看，无汗，表证相对重，可用麻黄。但服桂枝汤、或下之的错误治疗，已经伤津液、导致津液已虚，故不能用麻黄解表。

心下满，微痛，小便不利者，桂枝去桂加茯苓白术汤主之。

心下满、微痛、小便不利，存在水饮的情况，水停心下则心下悸、心下满、心下微痛，满、痛就是水饮气机郁阻的表现，当温化水饮。

一方面存在表邪未解，一方面水饮停聚心下，整体来看，本条属于表里合病。治法当表里双解，解表兼以利饮。

从"仍"字来看，仍头项强痛，翕翕发热，无汗，心下满，微痛，

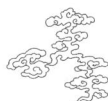

小便不利者，说明经过误治后，表证、水饮证依然存在。

为何前面给予桂枝汤解表却表未解呢？是因为在"服桂枝汤或下之"之前，就是外邪里饮证。表里合病、外邪里饮的情况下，不能单纯解表，必须表里双解，故服桂枝汤解表，表证依然不解。同时服桂枝汤或下之，错误的治疗导致津液损伤，虽然无汗，但津液已虚，故不用麻黄解表，甚至桂枝也不用，选择用发汗力度小的生姜解表兼以化饮。

把本条文看作仲景的一个医案，那就是：

一个表里不解、外邪里饮的患者，症状表现为头项强痛，翕翕发热，无汗，心下满，微痛，小便不利，服桂枝汤或下之，损伤了津液、阳气，但上述外邪里饮的症状依然存在，依然是表不解，本应该用桂枝汤加茯苓、白术。但考虑到误治后津液已虚，应减少发汗力度避免更伤津液，故去桂枝，即桂枝去桂加茯苓白术汤。

本条反映了仲景的两个临床思维：

1.表里合病，外邪里饮，当表里双解，解表与祛饮同时治疗，如果单纯解表，表证不解。

2.经过误治后，津液已虚，而汗、吐、下三法祛邪的同时也会损伤津液阳气，此时减弱发汗解表力度，避免过汗伤津液伤阳气，虽然有无汗等表不解的症状，也不能用麻黄，甚至桂枝也去掉，只保留生姜来辛温解表，体现了存津液是真诠，处处以顾护阳气、津液为要，体现了正气（阳气、津液）的重要性。

为何用了桂枝汤，表证不解？

不是表证重，而是有水饮的缘故，不祛饮，单纯解表，表证不解。所以需要加白术、茯苓来表里双解。

为何去桂？去了桂枝还能解表吗？

表不解不是因为表证重，而是水饮郁阻的缘故。去桂枝，也是因为服桂枝汤，或下之，损伤了津液、阳气，去桂枝避免发汗更伤津液阳气，保留了生姜，生姜有解表发汗的作用。所以本条文说去桂枝，保留了生姜，并不影响解表，仍具备辛温解表发汗的作用，同时更考虑到津液虚的问题。

历代医家都认为本方证表未解，他们认为去了桂枝无法解表，所以本条不是去桂而是去芍。实际上，之所以犯了这个错误，是由于他们忽略了生姜的解表作用，去了桂枝，是为了更好地顾护津液，避免损伤津液，辛温的生姜也能够解表，所以去了桂枝，并不影响解表。如果理解了生姜的解表发汗作用，就明白本条是桂枝去桂加茯苓白术汤，去桂，不是去芍。

第 30 节　苓桂术甘汤

　　苓桂剂是临床上痰饮水湿证常用方证，具体有苓桂术甘汤、苓桂枣甘汤、茯苓甘草汤（苓桂姜甘汤），以苓桂术甘汤为典型代表方。

　　苓、术是痰饮水湿证常用的药物，桂枝去桂加茯苓白术汤、苓桂甘汤、五苓散、真武汤等，都包含苓、术的配伍温化水饮。白术健脾祛湿，茯苓祛湿健脾。

　　67. 伤寒若吐、若下后，心下逆满，气上冲胸，起则头眩，脉沉紧，发汗则动经，身为振振摇者，茯苓桂枝白术甘草汤主之。

　　茯苓四两　桂枝三两（去皮）　白术　甘草（炙）各二两

　　上四味，以水六升，煮取三升，去滓，分温三服。

　　《金匮要略·痰饮咳嗽病脉证并治第十二》：心下有痰饮，胸胁支满，目眩，苓桂术甘汤主之。

　　《金匮要略·痰饮咳嗽病脉证并治第十二》：夫短气有微饮，当从小便去之，苓桂术甘汤主之，肾气丸亦主之。

　　伤寒若吐、若下后，伤津液伤阳气，机体功能沉衰不足，更容易形成痰饮水湿。水停心下则心下逆满，和第 28 条的"心下满、微痛"一样，都是水停心下的症状表现。

　　28. 服桂枝汤，或下之，仍头项强痛，翕翕发热，无汗，心下满，微

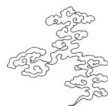

痛，小便不利者，桂枝去桂加茯苓白术汤主之。

水气上逆，表现为气上冲胸，水气上逆于头部，起则头眩。水饮郁阻气机，脉多沉紧。此时即使有表证，也是外邪里饮，不能单纯解表，因为水饮不去则表不解。发汗（解表）则动经、身为振振摇者，都是错误的、单纯发汗激动水饮所致。治疗上当仿照第 28 条，表里双解，桂枝、甘草辛温化阳兼以解表的同时，加入白术、茯苓以利水，即苓桂术甘汤。

《金匮要略·痰饮咳嗽病脉证并治第十二》：心下有痰饮，胸胁支满，目眩，苓桂术甘汤主之。

痰饮停聚于心下，气机郁阻，则胸胁支满，水饮上逆则目眩，用苓桂术甘汤温化水饮，桂枝有温阳化饮降逆作用。

《金匮要略·痰饮咳嗽病脉证并治第十二》：夫短气有微饮，当从小便去之，苓桂术甘汤主之，肾气丸亦主之。

水饮郁阻气机，除了心下逆满、胸胁支满，还可以影响到呼吸系统，水饮凌心则悸、射肺则咳，可以出现呼吸系统的咳痰喘，此处的短气，也是胸中阳气被痰饮水湿郁阻所致，当温化水饮，病痰饮者，当以温药和之。痰饮水湿是病理产物，要给邪以出路，利小便是最重要的一个方法，使水饮从小便出。治湿不利小便，非其治也。故曰"夫短气有微饮，当从小便去之"。

痰饮水湿可以导致短气，辨证为痰饮水湿证的短气，就要从痰饮水湿论治，从小便去之，也反证了存在小便不利的情况。视其前后二便，何部不利，利之即愈。

381.伤寒哕而腹满，视其前后，知何部不利，利之即愈。

肾气丸即八味丸，通常认为是六味地黄丸加附子、桂枝，其实六味

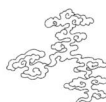

丸是从肾气丸演化而来。宋代钱乙在《小儿药证直诀》中将肾气丸去了附子、桂枝，化裁为六味地黄丸。肾气丸是阴阳双补，为何方中还有茯苓、泽泻？其实就体现了虚证、阴证的内环境，更容易出现水饮，因此一方面熟地黄、山萸肉、山药补益，一方面茯苓、泽泻、牡丹皮利水清虚热，再加上附子、桂枝温阳，具有温阳利饮的作用。

肾气丸的适应指征为：太阴病，阳虚水饮，尺脉细弱无力。从脏腑辨证来看，属于肾阴阳两虚兼水饮内停。

关于苓桂术甘汤，有几个问题需要讨论一下。

1. 苓桂术甘汤方证是否有表证？

痰饮水湿归属于太阴病，治法是病痰饮者、当以温药和之。苓桂术甘汤温化水饮，也是治疗痰饮水湿证的常用方。茯苓、白术是温化水饮的代表药物，后世医家认为茯苓祛湿健脾、白术健脾祛湿。桂枝、甘草辛甘化阳，合力起到温阳化饮、利水的治疗作用。化痰常用陈皮、半夏，苓术侧重于利水，因此苓桂术甘汤用于治疗太阴病的痰饮、水饮证。

《神农本草经》：牡桂，味辛温。主上气咳逆，结气，喉痹吐吸，利关节，补中益气。久服通神，轻身不老。

笔者在"表证篇"强调过桂枝的作用：①解表。②温阳。③化饮。④平冲降逆。

桂枝辛温，本身具有辛温解表、温阳作用，可用于表证，解表发汗。桂枝的解表也源自其辛温的特点。凡是辛温的药物都具有一定发汗作用，比如生姜、葱白、辣椒、蜀椒，再辅助以辅汗法，都可用于表证。桂枝解表发汗作用弱，虽然治疗有汗出的表证不解，依然需要配合生姜、辅汗法才能达到调和营卫的目的，反证出了桂枝的解表作用相对弱。

苓桂术甘汤温化水饮，桂枝、甘草在方中起温阳作用。临床应用本方，主要用于太阴病的痰饮水湿证，可以没有表证。但桂枝的解表作用不能否认，虽然在第 67 条中无明确表证，但从"发汗则动经"来看，为何要发汗？可能还是存在表证，所以才去发汗，由于存在水饮，是外邪里饮，不是单纯表证，故发汗则动经，身为振振摇。

67. 伤寒若吐、若下后，心下逆满，气上冲胸，起则头眩，脉沉紧，发汗则动经，身为振振摇者，茯苓桂枝白术甘草汤主之。

第 28 条的桂枝去桂加茯苓白术汤，为何去桂枝？就是避免桂枝解表更伤津液。因此，苓桂术甘汤因含有桂枝，具有一定的解表作用，如桂枝人参汤就是用一味桂枝来解表。有表证，但不重的情况下，也可以应用苓桂术甘汤，表里双解。

28. 服桂枝汤，或下之，仍头项强痛，翕翕发热，无汗，心下满，微痛，小便不利者，桂枝去桂加茯苓白术汤主之。

163. 太阳病，外证未除，而数下之，遂协热而利，利下不止，心下痞硬，表里不解者，桂枝人参汤主之。

冯世纶教授把苓桂术甘汤方证归属于太阳太阴合病，五苓散方证归为太阳太阴阳明合病，都是基于桂枝的解表作用。苓桂术甘汤、五苓散方证的主要矛盾在于痰饮内停，表证相对轻，不是主要矛盾，同时表证之所以不解，更多是因为水饮郁阻导致的表不解。所以温化水饮是主要治法，水饮的祛除也有利于解表。

有桂枝的方证，如苓桂术甘汤、苓桂枣甘汤、茯苓甘草汤、五苓散、小建中汤等方证，都可以有表证。桂枝的解表源自其辛温、温阳的作用，因此有表解表，无表则温阳。上述方证，没有表证，也不妨碍应用，如苓桂术甘汤也可以用于无表证，治疗太阴病痰饮水湿证，小建中汤也可以用于无表证，治疗太阴病津血不足。

2.阴证的气机上逆多用桂枝为主药。

桂枝治气冲,是从条文总结出的经验。常见于两个情况,一个是表证未解的气上冲,一个是水饮证的水气上冲。

15.太阳病,下之后,**其气上冲者,可与桂枝汤**。方用前法。若不上冲者,不得与之。

117.烧针令其汗,针处被寒,核起而赤者,必发奔豚。**气从少腹上冲心者**,灸其核上各一壮,**与桂枝加桂汤,更加桂二两也**。

第15条其气上冲,第117条气从少腹上冲心者,都体现了桂枝具有降逆作用,后世归纳为平冲降逆。之所以气机上逆,其实都是错误治疗所致,如第15条的下之后、第117条的烧针令其汗。导致津液阳气不足,气机上逆,伴有表证未解。治疗上,仍以桂枝汤为底方,如第15条桂枝汤解表即可。第117条在桂枝汤基础上加大桂枝剂量,也是起到解表、温阳、降逆、化饮作用。

水饮证郁阻气机,水与气相互夹杂,上冲下迫,下迫可影响二便如小便不利,上冲上逆可表现为苓桂术甘汤方证的目眩、气上冲胸、起则头眩等。桂枝本身就有温阳、降逆作用,温阳可以化饮、降逆。桂枝的平冲降逆的作用,其实根源在于阳虚水饮上逆所致的气上冲或者表证的气机上逆。阴证水饮证的气机上逆,多用桂枝温阳降逆,再加入茯苓、白术利水,代表方即苓桂术甘汤。

3.桂枝去桂加茯苓白术汤和苓桂术甘汤的鉴别。

桂枝去桂加茯苓白术汤:芍药三两、炙甘草二两、生姜三两、大枣十二枚、白术三两、茯苓三两。

茯苓桂枝白术甘草汤:桂枝三两、炙甘草二两、白术二两、茯苓四两。

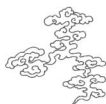

基于桂枝、生姜的解表作用，我们认为两方证皆有表证，痰饮停聚，辨证属于表里合病的外邪里饮。和小青龙汤方证的区别是，小青龙汤方证是外邪里饮重证，解表和化饮力度均大。而上二方证属于外邪里饮轻证，解表和化饮力度较轻，分别用生姜、桂枝来解表，只是用白术、茯苓化饮。

桂枝去桂加茯苓白术汤方证，因为津液虚，去桂枝，保留生姜以解表，加白术、茯苓化饮。苓桂术甘汤方证的津液也虚，但相比而言，较桂枝去桂加茯苓白术汤方证轻，不用芍药、大枣滋阴养液，用桂枝解表，说明表证略重、津液不虚。因桂枝平冲降逆，苓桂术甘汤方证水饮上逆症状明显，这是二方证的鉴别。

4.可以认为桂枝甘草汤方证基础上伴有水饮，加苓、术，即苓桂术甘汤方证。

桂枝甘草汤方证见于第64条，过汗伤津液、伤阳气，心阳不足，以心悸、心下悸为主要表现，用桂枝、炙甘草辛甘化阳。

64.发汗过多，其人叉手自冒心，心下悸，欲得按者，桂枝甘草汤主之。

桂枝四两，去皮　甘草二两，炙

上二味，以水三升，煮取一升，去滓，顿服。

苓桂术甘汤方证的病机是阴证、心下有痰饮，阳虚水停，水饮上逆，主要症状是心下逆满，类似桂枝甘草汤方证的心下悸，故以桂枝甘草汤为底方，加入白术、茯苓祛饮利水，就是苓桂术甘汤，归属于桂枝温阳类方。

水饮上逆，可以表现为气上冲胸、起则头眩，苓桂枣甘汤方证的"其人脐下悸者，欲作奔豚"，也是水气上冲、上逆的表现，需要桂枝温阳化饮、平冲降逆。当前梅尼埃综合征的眩晕，辨证属于太阴病痰饮水湿者，可以认为病机是水饮上逆，多用苓桂术甘汤加减治疗，疗效满意。

第31节　苓桂枣甘汤、茯苓甘草汤

苓桂术甘汤有两个类方，分别是苓桂枣甘汤、茯苓甘草汤，其中茯苓甘草汤也可以称之为苓桂姜甘汤。苓桂术甘汤、苓桂枣甘汤、茯苓甘草汤（苓桂姜甘汤）都可以看作在桂枝甘草汤基础上加减而来。因此理解桂枝甘草汤条文，是学习苓桂剂的基础。

64.发汗过多，其人叉手自冒心，心下悸，欲得按者，桂枝甘草汤主之。

65.发汗后，其人脐下悸者，欲作奔豚，茯苓桂枝甘草大枣汤主之。

茯苓半斤　桂枝四两，去皮　甘草二两，炙　大枣十五枚，擘

上四味，以甘烂水一斗，先煮茯苓，减二升，内诸药，煮取三升，去滓，温服一升，日三服。

作甘烂水法：取水二斗，置大盆内，以杓扬之，水上有珠子五六千颗相逐，取用之。

第64条强调的是发汗过多，津液阳气损伤，导致了其人叉手自冒心，心下悸，欲得按。用桂枝甘草汤温阳。

第65条，本身是水饮证，可能伴有表证，单纯发汗表证不解，同时激动水饮，导致水气上逆，表现为其人脐下悸者，欲作奔豚。心下悸说明水停心下，脐下悸则水停在腹部、脐下，苓桂术甘汤方证的气上逆可

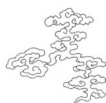

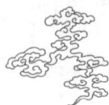

表现为气上冲胸，起则头眩、目眩。茯苓桂枝甘草大枣汤方证的上逆表现为其人脐下悸、欲作奔豚，水气从脐下上冲。以桂枝、甘草为底方，温阳化饮降逆，用茯苓、大枣利饮。需要注意，水气从脐下上冲，说明水气上逆较重，故本方的桂枝、茯苓均较苓桂术甘汤剂量大。苓桂术甘汤中茯苓四两、桂枝三两，苓桂枣甘汤中茯苓半斤、桂枝四两。

《神农本草经》：大枣，味甘平。主心腹邪气，安中养脾，助十二经，平胃气，通九窍，补少气、少津液，身中不足，大惊，四肢重，和百药。久服轻身长年。叶，覆麻黄能令出汗。生平泽。

大枣味甘平，安中养脾，补少气、少津液，身中不足，是扶正补虚养津液的，桂枝汤中用大枣、甘草、生姜，小柴胡汤中用参、姜、草、枣，都是扶正祛邪的治疗思路。桂枝汤中大枣十二枚，小柴胡汤中大枣十二枚，苓桂枣甘汤重用大枣十五枚，大于桂枝汤和小柴胡汤中剂量。

条文冠名发汗后，桂枝甘草汤是治疗发汗过多，说明苓桂枣甘汤方证由于发汗过多，损伤津气，同时伴有水饮、水气上逆。桂枝、甘草辛温解表，甘草、大枣甘温补虚生津液，重用茯苓半斤利水饮。

方后注的甘烂水，后世又称为甘澜水，就是把水置大盆内，以杓扬之，反复多次舀起、浇下，用现代物理解释是让水活化，有利于水饮祛除。吴鞠通在《温病条辨》解释，水用甘澜，取其走而不守也。其实反映了古人的象思维，让煎药的水变成活水、流动性增强，利于化饮，也有用流动的溪水来煎煮的。

外邪里饮证，当表里双解，水饮不去则表证不解，单纯的发汗是错误的，不但表证不解，激动里饮，出现了脐下悸，欲作奔豚。

豚，就是猪，奔豚，就是奔跑的小猪，形象地形容气上冲的感觉。用茯苓来利水治疗脐下悸，桂枝、甘草温阳平冲降逆。用大枣十五枚，甘温补虚兼以利水，大枣补益之中有利水作用，如十枣汤、葶苈大枣泻肺汤均用大枣顾护正气兼以利水。

和第64条一起理解，发汗过多，损伤心阳，以桂枝甘草汤为底方。如果脐下悸，有水饮，再加茯苓利饮、大枣补虚兼有化饮。

水停心下，心下悸、水气上逆，用苓桂术甘汤。

水停脐下，脐下悸、水气上逆，用苓桂枣甘汤。

73. 伤寒，汗出而渴者，五苓散主之；不渴者，茯苓甘草汤主之。

茯苓二两　桂枝（去皮）二两　甘草（炙）一两　生姜（切）三两

上四味，以水四升，煮取二升，去滓，分温三服。

356. 伤寒厥而心下悸，宜先治水，当服茯苓甘草汤，却治其厥；不尔，水渍入胃，必作利也。

茯苓甘草汤（茯苓桂枝甘草生姜汤）共两个条文。

条文过于简练，以方测证来看，五苓散、茯苓甘草汤都有温化水饮作用。五苓散方证的主症是脉浮、小便不利、微热、消渴。第73条强调五苓散治疗汗出而渴者，有水饮化热的表现，五苓散方中猪苓、泽泻偏凉性，利水泄热。

茯苓甘草汤治疗不渴，说明无热，以寒象为主，故加辛温的生姜三两，茯苓甘草汤有桂枝、生姜，温化力度大于五苓散。生姜也具有解表作用，如桂枝汤中用生姜、真武汤中用生姜，因此本方也可伴有表证。

第356条，心下悸，水停心下，气机郁滞，导致阳气不达于四末，可以出现厥。因此条文的伤寒厥，有可能是水饮证所致。当然也有可能是四逆汤方证、四逆散方证基础上伴有水饮。

有痰饮水湿证的时候，要重视痰饮水湿的祛除。前面讲过，表证伴有痰饮水湿，解表的同时必须要祛饮，否则单纯解表，表证不解。同样

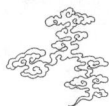

道理，四逆证兼有水饮的时候，不祛饮，单纯治疗四逆，四逆也不能解决。因为痰饮水湿能够郁阻气机，导致邪气留恋不解。同时也容易激动水饮，导致水饮入胃，必作利也。

水饮不去，厥不除，宜先治水，当服茯苓甘草汤，再治其厥，其实也可以同时治疗。如果不祛水饮，水渍入胃，必作利也。就是水饮影响到脾胃，上吐、下利。也说明茯苓甘草汤可以治疗水饮证导致的吐、利的胃肠症状。

茯苓甘草汤条文对症状描述过于简单，症状只是汗出、不渴、心下悸，只能看出寒性水饮停聚于心下。为何不用苓桂术甘汤，用茯苓甘草汤？

1. 不渴，说明寒象更重，用生姜。

2. 水饮证的口渴，一方面是水饮化热，一方面是旧水不去新水不生，津液代谢敷布失常所致。如果只是津液代谢敷布失常导致的口渴，没有化热，用白术、茯苓祛饮，恢复津液代谢敷布，就能解决水饮证的口渴。

水饮证，白术、茯苓是常用对药。如果水饮证的同时有气虚、津液虚，要重用生白术，不重用茯苓，因为白术祛水饮的同时，还能健胃益气生津液，茯苓只是淡渗利水。正如气虚便秘的时候，重用生白术，能濡润肠道、治疗便秘。

茯苓甘草汤方证没有口渴，因此不用苓桂术甘汤，用茯苓甘草汤。津液虚的情况下，利水就会更伤津液。如猪苓汤条文"以汗多胃中燥，猪苓汤复利其小便故也"。就是胃中燥，津液不足，即使有猪苓汤方证的表现，也不能给予猪苓汤，因为猪苓汤利小便更伤津液，加重胃中燥。

224. 阳明病，汗出多而渴者，不可与猪苓汤，以汗多胃中燥，猪苓汤复利其小便故也。

因此，对于水饮证，津液虚的时候侧重于白术，茯苓用得少。如少阴风湿三方证的桂枝附子汤、去桂加白术汤、甘草附子汤，湿邪也重，为何不加茯苓，只是加入白术？就和陷入于阴证、津液更虚有关系。

174. 伤寒八九日，风湿相抟，身体疼烦，不能自转侧，不呕，不渴，脉浮虚而涩者，桂枝附子汤主之。若其人大便硬，小便自利者，去桂加白术汤主之。

175. 风湿相抟，骨节疼烦，掣痛不得屈伸，近之则痛剧，汗出短气，小便不利，恶风不欲去衣，或身微肿者，甘草附子汤主之。

3. 以方测证来看，本方用生姜温化水饮，多有胃肠消化系统症状，如呕。因此冯世纶教授认为条文可以补充为：

73. 伤寒，汗出（脉浮数、小便不利）而渴者，五苓散主之；不渴（而呕）者，茯苓甘草汤主之。

表6　苓桂术甘汤类方三方证

共同药味		不同	条文强调的主症	辨证要点
茯苓桂枝白术甘草汤	茯苓桂枝甘草	白术	心下有痰饮，心下逆满，胸胁支满，气上冲胸，起则头眩，目眩，脉沉紧	水停心下，水饮上逆，以头眩、目眩、心下逆满为主要表现，临床多以心下、头部症状为主
茯苓桂枝甘草大枣汤		大枣	其人脐下悸者，欲作奔豚	水停脐下，脐下悸，水气上逆，茯苓、桂枝剂量偏大，大枣补虚
茯苓甘草汤		生姜	不渴，心下悸	又称苓桂姜甘汤，寒饮更重，用生姜温化水饮

三方皆以桂枝甘草汤为底方（见上表6），辛甘化阳、温化水饮，同时有一定解表作用。三方证的鉴别，在于白术、大枣、生姜的区别。用大枣养津液，虚象更重，用白术，水饮更重，用生姜，寒饮更重或表不解，可伴有胃的呕吐。

水饮证往往存在小便不利的症状。如果小便正常，水饮也不会停聚。

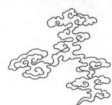

水饮停聚于何处，何处的症状就更明显，比如苓桂术甘汤方证为何强调心下有痰饮？就在于心下的症状更明显，如心下逆满。苓桂枣甘汤方证为何水停脐下？因为其人脐下悸。为何《外台》茯苓饮证水停心胸、心胸中有停痰宿水？在于心胸间虚，气满不能食。

《金匮要略·痰饮咳嗽病脉证并治第十二》中《外台》茯苓饮：治心胸中有停痰宿水，自吐出水后，心胸间虚，气满不能食，消痰气，令能食。

临床上见到心下悸，伴见小便不利，就能确定水停心下，如下面两个条文，虽然未处方，依据症状来看，都属于水停心下，表现为心下悸，可用苓桂术甘汤治疗。

127. 太阳病，小便利者，以饮水多，必心下悸；小便少者，必苦里急也。

《金匮要略·痰饮咳嗽病脉证并治第十二》：夫病人饮水多，必暴喘满。凡食少饮多，水停心下。甚者则悸，微者短气。

苓桂术甘汤条文冠以"伤寒若吐、若下后"，第226条的"若胃中虚冷……饮水则哕"，第380条的"伤寒大吐大下之……复与之水，以发其汗，因得哕。所以然者，胃中寒冷故也"，反复强调了虚人、阴证更容易形成痰饮水湿证。所以痰饮水湿证的患者大多属于阴证，舌体胖大有齿痕，平素就有恶寒、乏力、脾胃虚弱等特点。

67. 伤寒若吐、若下后，心下逆满，气上冲胸，起则头眩，脉沉紧，发汗则动经，身为振振摇者，茯苓桂枝白术甘草汤主之。

226. 若胃中虚冷，不能食者，饮水则哕。

380. 伤寒大吐大下之，极虚，复极汗者，其人外气怫郁，复与之水，以发其汗，因得哕。所以然者，胃中寒冷故也。

第32节　五苓散

五苓散含有茯苓、桂枝，也可以看作苓桂剂。

71. 太阳病，发汗后，大汗出，胃中干，烦躁不得眠，欲得饮水者，少少与饮之，令胃气和则愈。若脉浮，小便不利，微热消渴者，五苓散主之。

猪苓十八铢，去皮　泽泻一两六铢　白术十八铢　茯苓十八铢　桂枝半两，去皮

上五味，捣为散，以白饮和服方寸匕，日三服。多饮暖水，汗出愈，如法将息。

太阳病，发汗后，大汗出，津液伤，胃中干，津伤出现了里热，导致烦躁不得眠。虽然津伤有热，但毕竟大汗出、胃中虚，饮水不可量大、不可寒饮，当少少与饮之，饮温水，胃气和，津液恢复即可。若过饮，就会出现第127条的"以饮水多，必心下悸"、第380条的"复与之水……因得哕"。

127. 太阳病，小便利者，以饮水多，必心下悸；小便少者，必苦里急也。

380. 伤寒大吐大下之，极虚，复极汗者，其人外气怫郁，复与之水，以发其汗，因得哕。所以然者，胃中寒冷故也。

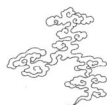

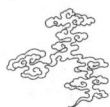

若脉浮，小便不利，微热消渴者，五苓散主之。

脉浮，表证未解。小便不利，里有水饮，即表里合病的外邪里饮。当表里双解，解表兼以祛饮。桂枝解表同时有助于化饮，前面苓桂术甘汤三方证详细解读了。从条文来看五苓散是有表证的。

微热、消渴，水饮有化热，所以用偏凉性的猪苓、泽泻。热是由于水饮不去、郁而化热，就像表证的发热是阳气郁阻，解表就能退热。水饮证的热，若不重，利水就是清热，或者用猪苓、泽泻偏凉性的药淡渗利湿。如果热重，可以再加滑石、生薏苡仁、竹叶等利水兼以清热。

五苓散方证也可以看作在苓桂术甘汤方证基础上，水饮更重，郁而化热，故加猪苓、泽泻淡渗利水兼清热。因水饮重，甘草不利于利水，故去甘草。

方后注曰：多饮暖水，汗出愈，如法将息。

服五苓散后，多饮暖水，即辅汗法，汗出表解。如法将息，指的是桂枝汤方后注的辅汗法。《金匮要略》认为五苓散有"利小便、发汗"作用，因此五苓散方证实际上是外邪里饮证，当然表证相对轻，主要矛盾在于水饮。有表证可以用，没有表证也可以用。

《金匮要略·消渴小便不利淋病脉证并治第十三》：脉浮，小便不利，微热消渴者，宜利小便、发汗，五苓散主之。

72. 发汗已，脉浮数烦渴者，五苓散主之。

发汗已，解表发汗后，但表证未解，依然脉浮数，说明不是单纯的表证，而是内有水饮的外邪里饮证，故发汗而表不解。脉浮、脉数、烦、渴，看似有白虎加人参汤方证，需要鉴别。单纯从脉浮、脉数、烦、渴，无法判断，只能着眼于整体症状，着眼于六经。如果属阳明病，则是白虎加人参汤方证。如果属于太阴病水饮证，则属于五苓散方证。

用五苓散主之，以方测证来看，当属水饮化热，饮重热轻。结合第71条，除了脉浮数、烦、渴之外，当有小便不利、舌淡、苔润等症状，并无明显热证。因此，对于方证鉴别，很难单纯从某一个或几个症状鉴别，强调要先辨六经，把六经辨别清楚，方证鉴别就很简单了。所以胡希恕先生强调，要先辨六经继辨方证。

73. 伤寒，汗出而渴者，五苓散主之；不渴者，茯苓甘草汤主之。

本条在茯苓甘草汤讲过。重点是渴与不渴的鉴别。渴，有水饮化热，用五苓散。不渴，寒性更重，加用生姜配合桂枝解表、温化水饮。

386. 霍乱，头痛发热，身疼痛，热多欲饮水者，五苓散主之；寒多不用水者，理中丸主之。

本条在理中汤条文讲过。寒多不用水者，理中丸主之。热多欲饮水者，五苓散主之，也是突出了五苓散方证有口渴、欲饮水，并不是阳明里热的白虎加人参汤方证，而是水饮郁热所致。头痛发热，身疼痛，表证未解，用五苓散温化水饮，兼以解表、利水清热。

74. 中风发热，六七日不解而烦，有表里证，渴欲饮水，水入则吐者，名曰水逆，五苓散主之。

《金匮要略·消渴小便不利淋病脉证并治第十三》：渴欲饮水，水入则吐者，名曰水逆，五苓散主之。

中风发热，六七日不解，即表证不解，表证不解，是因为不是单纯的表证，而是外邪里饮，因此单纯解表、表证不解。渴欲饮水，但水入则吐，名曰水逆，说明饮停于心下的胃，类似苓桂术甘汤方证。有心烦，

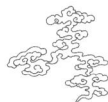

渴欲饮水，此时有水饮化热，往往伴有小便不利，水饮更重且有化热，五苓散利水解表之中有清热作用，不用苓桂术甘汤。

《金匮要略》这条条文可以看作第 74 条的重复。

156. 本以下之，故心下痞，与泻心汤。痞不解，其人渴而口燥烦，小便不利者，五苓散主之。

心下痞的病因较多，如阳明病的大黄黄连泻心汤方证有心下痞，厥阴病的半夏泻心汤方证也有心下痞。心下痞往往是胃虚、水饮、热、气机郁阻所致。

164. 伤寒大下后，复发汗，心下痞，恶寒者，表未解也。不可攻痞，当先解表，表解乃可攻痞。解表宜桂枝汤，攻痞宜大黄黄连泻心汤。

154. 心下痞，按之濡，其脉关上浮者，大黄黄连泻心汤主之。

与泻心汤，指的是大黄黄连泻心汤。若服泻心汤后痞不解，说明辨证错误，不是大黄黄连泻心汤方证的心下痞。重新辨证，发现患者有口渴、口燥、烦，小便不利，说明口渴、口燥、烦不是阳明里热，而是水饮化热所致，痞也是水饮郁阻所致，治疗重点在于利水而不是清热，故用泻心汤无效。用五苓散从水饮论治，说明临床中小便不利是辨别水饮证的标志性症状。

临床中，舌淡、胖大齿痕、苔润滑腻，都是辨别水饮证的典型症状。

244. 太阳病，寸缓关浮尺弱，其人发热汗出，复恶寒，不呕，但心下痞者，此以医下之也。如其不下者，病人不恶寒而渴者，此转属阳明也。小便数者，大便必硬，不更衣十日，无所苦也。渴欲饮水，少少与之，但以法救之。渴者，宜五苓散。

156.本以下之，故心下痞，与泻心汤。痞不解，其人渴而口燥烦，小便不利者，五苓散主之。

太阳病，寸缓关浮尺弱，脉浮缓、浮弱，有津液不足的情况，当属于桂枝汤方证。其人发热汗出、恶寒，属于表证。不呕，尚未内陷于半表半里。心下痞属于里证，结合第156条五苓散方证的心下痞，本条也用五苓散来治疗，考虑此处的心下痞是水饮停聚心下所致。

为何出现心下痞？

第156条是本以下之，故心下痞，因此推断第244条的心下痞者，此以医下之也，是错误的下之导致的。

如其不下者，病人不恶寒而渴者，此转属阳明也。

太阳病与阳明病的鉴别。

太阳病，表阳证，发热、恶寒、无口渴。治法是解表，不需要清热。

阳明病，里阳证，发热、不恶寒、反恶热、口渴。治法是清热。

"病人不恶寒而渴者，此转属阳明也"。通过不恶寒、口渴，确定表证已解，传变为阳明病。可考虑白虎加人参汤方证。

6.太阳病，发热而渴，不恶寒者，为温病。若发汗已，身灼热者，名风温。风温为病，脉阴阳俱浮，自汗出，身重，多眠睡，鼻息必鼾，语言难出。若被下者，小便不利，直视失溲，若被火者，微发黄色，剧则如惊痫，时瘛疭，若火熏之。一逆尚引日，再逆促命期。

182.问曰：阳明病外证云何？答曰：身热，汗自出，不恶寒，反恶热也。

小便数者，大便必硬，不更衣十日，无所苦也。渴欲饮水，少少与之，但以法救之。渴者，宜五苓散。

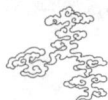

小便数者，津液从小便而走，大便必硬。因此临床上有利小便以实大便的治法。如果是阳明病的不更衣十日，病情就比较急迫了，当伴有腹胀、腹痛等症状。此处的不更衣十日、无所苦也，也说明机体功能并不亢进，属于太阴病的便秘，治疗也是以温、运为主。

渴欲饮水，为何少少与之？

痰饮水湿证，饮水要少，少少与之。阴证虚寒证的时候，饮水要少，少少与之。渴者，宜五苓散。以方测证来看，用五苓散治疗，当属于水饮证。水饮证因为属于阴证、虚证，本身机体代谢功能沉衰不足，不能过多饮水，避免水饮停聚加重病情，饮水过多容易水停心下或水入则吐。

127. 太阳病，小便利者，以饮水多，必心下悸；小便少者，必苦里急也。

《金匮要略·痰饮咳嗽病脉证并治第十二》：夫病人饮水多，必暴喘满。凡食少饮多，水停心下。甚者则悸，微者短气。

小便数者，大便必硬，不更衣十日。津液通过小便数丢失，一般情况下不能再利小便，不应该用五苓散治疗。因此，"渴欲饮水，少少与之，但以法救之。渴者，宜五苓散"。此句当接在"但心下痞者，此以医下之也"后面。所以第244条可以调整为：

244. 太阳病，寸缓关浮尺弱，其人发热汗出，复恶寒，不呕，但心下痞者，此以医下之也。渴欲饮水，少少与之，但以法救之。渴者，宜五苓散。如其不下者，病人不恶寒而渴者，此转属阳明也。小便数者，大便必硬，不更衣十日，无所苦也。

《金匮要略·痰饮咳嗽病脉证并治第十二》：假令瘦人，脐下有悸，吐涎沫而癫眩，此水也，五苓散主之。

脐下悸，水停脐下。吐涎沫、癫眩，水饮逆于胃则呕、吐涎沫，水饮逆于头部则癫眩，离不开苓桂剂。五苓散有茯苓、桂枝，也可以看作苓桂剂。用五苓散化饮降逆。

把五苓散条文放在一起，我们会发现 4 个最常见的症状，分别是脉浮、小便不利、微热、口渴（消渴）。脉浮病在表，桂枝有解表作用，在第 71 条五苓散方后注有"多饮暖水，汗出愈"，目的就是发汗解表，《金匮要略》有"宜利小便、发汗，五苓散主之"的描述。所以五苓散方证，实际上是一个外邪里饮。冯世纶教授把五苓散归为太阳太阴阳明合病，太阳指的是桂枝解表，太阴指的是水饮内停，阳明是因为水饮郁热，这个热需要清，但不重，猪苓、泽泻淡渗利水清热即可，热重则加滑石、竹叶等。

在桂枝甘草汤方证基础上，水停心下，加白术、茯苓，即苓桂术甘汤。在苓桂术甘汤方证基础上水饮更重，合入淡渗利水的猪苓、泽泻，去掉甘缓不利于水的甘草，就是五苓散。苓桂术甘汤方证侧重于心下，水停心下。而五苓散方证由于猪苓、泽泻、茯苓淡渗利水，更侧重于小便不利，兼有郁热，表现为微热、消渴，后世称为蓄水证、水蓄膀胱。当然，这里的膀胱是一个抽象的代指。

临床应用的时候，不拘泥于一定要有表证。五苓散方证临床上可以伴见表证，也可以没有表证。其临床辨证要点是：在太阴病基础上的痰饮水湿证，以口渴、小便不利为主要特点，或有轻度表证不解。

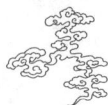

第33节　文蛤散、文蛤汤、三物白散

文蛤散、文蛤汤都是以文蛤命名的方证。白散，又称三物白散，以巴豆为主药，体现了太阴病温下的治法。

141. 病在阳，应以汗解之，反以冷水潠之，若灌之，其热被劫不得去，弥更益烦，肉上粟起，意欲饮水，反不渴者，服文蛤散；若不瘥者，与五苓散。寒实结胸，无热证者，与三物小陷胸汤。白散亦可服。

文蛤散方

文蛤五两

上一味为散，以沸汤和一方寸匕服，汤用五合。

五苓散方

猪苓十八铢，去黑皮　白术十八铢　泽泻一两六铢　茯苓十八铢

桂枝半两，去皮

上五味为散，更于臼中杵之，白饮和方寸匕服之，日三服，多饮暖水，汗出愈。

白散方

桔梗三分　巴豆一分，去皮心，熬黑研如脂　贝母三分

上三味为散，内巴豆，更于臼中杵之，以白饮和服，强人半钱匕，羸者减之。病在膈上必吐，在膈下必利，不利，进热粥一杯，利过不止，进冷粥一杯。身热皮粟不解，欲引衣自覆，若以水潠之、洗之，益令热

却不得出，当汗而不汗则烦。假令汗出已，腹中痛，与芍药三两如上法。

病在阳，应以汗解之，反推当是表阳证的太阳病，才能以汗解之。方后注：身热皮粟不解，欲引衣自覆，其实就是发热、恶寒的表现，需要汗之。反以冷水潠（xùn）之，若灌之，类似西医学对于发热患者，给予物理降温，用冷水喷洒、浇灌、冰袋外敷等，皮肤腠理收紧，不利于汗出，冰伏邪气，导致其热被劫（抑制、郁遏）不得去。因为物理虽然能降温，但汗不出，邪无出路，故弥更益烦，肉上粟起。即方后注的"若以水潠之、洗之，益令热却不得出，当汗而不汗则烦"。表证发热的正确治疗，在于解表发汗，即体若燔炭、汗出而散。汗不出、邪气不去、发热不解。

意欲饮水，反不渴者，说明里热并不实，服文蛤散。文蛤散只是一味药文蛤，又称为蛤蜊、海蛤，类似牡蛎，有一定清热滋阴作用。前面分析了，此处是太阳病表不解，应以汗解之，当用麻黄剂，文蛤本身不具有解表发汗作用，因此胡希恕先生推论此处有误，文蛤散当是《金匮要略》的文蛤汤。

文蛤汤，是麻杏石甘汤加文蛤、生姜，也可以看作越婢汤加杏仁、文蛤，解表清热，表里双解，能够解决第141条的症状。

《金匮要略·呕吐哕下利病脉证治第十七》：吐后渴欲得水而贪饮者，文蛤汤主之。兼主微风，脉紧头痛。

文蛤汤方

文蛤五两　麻黄　甘草　生姜各三两　石膏五两　杏仁五十枚　大枣十二枚

上七味，以水六升，煮取二升，温服一升，汗出即愈。

文蛤汤条文中，吐后渴欲得水、贪饮，都体现了热象，吐后胃虚，

第 33 节 文蛤散、文蛤汤、三物白散

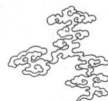

当少少饮之，如果贪饮，会饮停心下，需要合入生姜温化水饮。兼主微风，脉紧头痛，这是太阳表证不解。以方测证来看，文蛤汤也是治疗太阳阳明合病，兼夹水饮证，文蛤能滋阴也能利水。临床上，若无文蛤，可用牡蛎替代。

若不瘥者，与五苓散。寒实结胸，无热证者，与三物小陷胸汤。白散亦可服。

若不瘥者，与五苓散，说明存在五苓散方证。五苓散方证的特点是脉浮、微热、消渴、小便不利，推断应该是服文蛤汤表里双解后，表证已解，里热已清，但存在口渴、小便不利症状，辨证属于水饮内停，给予五苓散。

寒实结胸，无热证者，与三物小陷胸汤。白散亦可服。

白散方

桔梗三分　巴豆一分（去皮心，熬黑研如脂）　贝母三分

上三味为散，内巴豆，更于白中杵之，以白饮和服，强人半钱匕，羸者减之。病在膈上必吐，在膈下必利，不利，进热粥一杯，利过不止，进冷粥一杯。身热皮粟不解，欲引衣自覆，若以水潠之、洗之，益令热却不得出，当汗而不汗则烦。假令汗出已，腹中痛，与芍药三两如上法。

寒实结胸、无热证者，病机为寒实郁结，当温阳散寒攻邪。小陷胸汤半夏、黄连、瓜蒌是清热化痰散结的，适用于痰热结胸，不适于寒实结胸，因此胡希恕先生认为此处当为"寒实结胸，无热证者，与三物白散亦可服"，不是"与三物小陷胸汤"。

巴豆温下，针对寒性实邪。邪实则攻之，如果属热证，用大黄、芒硝等，属于寒实，苦寒的大黄就不合适了，古人就用温性的巴豆攻下，或者大黄配附子。需要注意中病即止，少少加量，以知为度，祛邪而不伤正，方后注强调"强人半钱匕，羸者减之"，就是这个意思。

第34节　猪苓汤

猪苓汤也是临床常用利水的方证。《伤寒论》中共3条。

223.若脉浮发热，渴欲饮水，小便不利者，猪苓汤主之。

猪苓（去皮）　茯苓　泽泻　阿胶　滑石（碎）各一两

上五味，以水四升，先煮四味，取二升，去滓，内阿胶烊消。温服
七合，日三服。

**224.阳明病，汗出多而渴者，不可与猪苓汤，以汗多胃中燥，猪苓
汤复利其小便故也。**

319.少阴病，下利六七日，咳而呕渴，心烦不得眠，猪苓汤主之。

猪苓、茯苓、泽泻，是常用的淡渗利水药，五苓散中也有。五苓散
去桂枝，被称为四苓散。

在猪苓、茯苓、泽泻基础上，加桂枝、白术，是五苓散，辛温化
饮。在猪苓、茯苓、泽泻基础上，加阿胶、滑石，是猪苓汤（见表7），
寒凉清热、滋阴养血兼以淡渗利饮。二方侧重点不同。五苓散方证是
水饮内停，兼有阳虚、气虚。猪苓汤方证在是在水饮内停基础上，津
伤、化热。

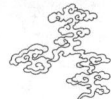

表 7　五苓散、猪苓汤方药鉴别

	共同药味	不同药味
五苓散	猪苓、茯苓、泽泻	桂枝、白术
猪苓汤		滑石、阿胶

223. 若脉浮发热，渴欲饮水，小便不利者，猪苓汤主之。

从症状来看，猪苓汤方证有脉浮、发热、渴欲饮水（口渴）、小便不利，五苓散方证也具备这些症状。那么临床上见到口渴、小便不利，如何鉴别五苓散方证、猪苓汤方证？从具体症状入手难，如果先辨六经，就简单了。比如患者是太阴病，口渴、小便不利，就是五苓散方证。如果是阳明太阴合病，口渴、小便不利，就是猪苓汤方证。因此，临床上强调要先辨六经继辨方证，不要直接从个别症状入手鉴别，所以我们强调孤症不辨，单独的一个口渴、小便不利，很难鉴别是哪一个具体方证，热盛津伤的白虎加人参汤方证也有可能出现口渴、小便不利。

五苓散方证的脉浮，存在表证，但猪苓汤方证的脉浮不是表证，而是热邪浮越，如白虎汤方证的脉浮也不是表证。发热、口渴有热邪伤津，口渴、小便不利是水饮内停，症状虽然和五苓散方证一样，病机却不同。猪苓汤方证除了有水饮内停，还有水饮化热、津伤因素存在，在猪苓、茯苓、泽泻利饮基础上，需要滑石清热、阿胶养阴。

阿胶养血，也有养津液的作用，如黄连阿胶汤中，用阿胶、芍药、鸡子黄养阴养血。阿胶在古代用牛皮熬制而成，后来因为保护耕牛，禁止随意屠杀，于是用驴皮熬制。《伤寒论》中的猪肤汤的猪肤，也有类似作用，都是血肉有情之品，都起到滋阴润燥的作用，可以互参。古代的阿胶可能不贵，用于养阴，但现在阿胶的价格明显贵了，用阿胶养阴显得太奢侈，于是阿胶变成了养血专用药，其实养血就是养津液。

224. 阳明病，汗出多而渴者，不可与猪苓汤，以汗多胃中燥，猪苓汤复利其小便故也。

阳明病，里热逼迫津液外出作汗，汗出多，更伤津液而口渴，胃中燥即胃中无津液，不可更与猪苓汤利小便伤津液。猪苓汤虽有阿胶育阴，但整体发挥的作用是利水的，利水就会伤津液，汗多、胃中燥的情况下，即使有水饮，也不能单纯利饮。

本条还有一层意思，就是猪苓汤和白虎加人参汤相鉴别。如果是阳明病白虎加人参汤方证的汗出多、口渴，需要清热益气生津，不能给猪苓汤复利小便。

类似道理，如果津液损伤的情况下，尽量不用汗、吐、下治法更损伤津液。这也是阴证的表里合病的情况下，如果津液阳气虚损明显，要舍表救里的原因。中医治病要以人为本，始终关注机体的津液、阳气，祛邪不伤正。假若祛邪的治法伤敌一千、自损八百，那就不祛邪，要先扶正，或扶正祛邪。

319. 少阴病，下利六七日，咳而呕渴，心烦不得眠，猪苓汤主之。

少阴病，本身津液不足，又下利六七日，津液更伤。咳、呕、渴、心烦、不得眠，单纯从症状来看，可能有半表半里小柴胡汤方证的存在，不容易看出是水饮内停的猪苓汤方证。

以方测证来看，用猪苓汤，说明存在水饮证，往往伴有小便不利。水饮下迫于肠则下利，水饮上逆射肺可以出现咳，逆于胃可以呕，水饮化热可以口渴，水饮夹热凌心则悸、热扰心神则心烦不得眠。

拓展一下，关于心烦、不得眠，之前讲过，辨证主要分阴阳。阳证主要是热邪所致，用黄连、朱砂等清热安神，如朱砂安神丸、黄连阿胶汤。阴证主要是心血不足，用酸枣仁等养血安神。同时还有水饮所致，重用茯苓、茯神等宁心安神。如本条的心烦不得眠，就是从水饮论治。如治疗虚劳虚烦不得眠的酸枣仁汤，也有茯苓。茯苓四逆汤方证的主症就是烦躁。猪苓汤方证的心烦、不得眠，除了有热，有阴血不足，还有水饮因素，治以育阴、利水、清热。

《金匮要略·血痹虚劳病脉证并治第六》：虚劳虚烦不得眠，酸枣仁汤主之。

酸枣仁汤方

酸枣仁二升　甘草一两　知母二两　茯苓二两　芎䓖二两

69. 发汗，若下之，病仍不解，烦躁者，茯苓四逆汤主之。

茯苓四两　人参一两　附子一枚，生用，去皮，破八片　甘草二两，炙　干姜一两半

上五味，以水五升，煮取三升，去滓，温服七合，日二服。

水饮内停的标志性症状是小便不利，如果没有小便不利，单纯从本条症状来看，很难确定是猪苓汤方证。因此本条实际上是：少阴病，下利六七日，咳而呕渴，心烦不得眠，（小便不利者）猪苓汤主之。

同样都是水饮证，同样都有水饮化热，但五苓散方证更偏于阴证，猪苓汤方证偏于阳证（热邪）。也可以用后世的热重于湿、湿重于热的角度来看待。猪苓汤方证的热更重，对于尿路感染，辨证为水饮化热津伤的时候，胡希恕先生常在猪苓汤基础上，加入生薏苡仁、小剂量的大黄等，增强利水清热的作用。五苓散、猪苓汤可用于尿路感染，但不限于此。我们更关注辨证而不是辨疾病，只要水饮内停，口渴、小便不利的时候，都有用五苓散、猪苓汤的机会，需要进一步细辨方证。

第35节　真武汤

真武汤是温阳化饮的代表方，方剂学一般将其归为阳虚水泛证。笔者在《胡希恕经方医学·经方表证》一书中提过，仲景解表的常用药是麻黄、桂枝、葛根、生姜、葱白，治疗阴证的常用药物是附子、干姜、桂枝（肉桂）、吴茱萸。在表证的时候，温阳药物用附子。因此表阴证的少阴病应温阳解表，主要是5个解表药物和附子配伍，如麻黄、附子配伍的麻黄附子甘草汤，桂枝、附子配伍的桂枝加附子汤、桂枝附子汤等，葱白、附子配伍的白通汤，生姜、附子配伍的真武汤，都属于少阴病的方。

82.太阳病发汗，汗出不解，其人仍发热，心下悸，头眩，身𣊸动，振振欲擗地者，真武汤主之。

茯苓　芍药　生姜各三两，切　白术二两　附子一枚，炮，去皮，破八片

上五味，以水八升，煮取三升，去滓，温服七合，日三服。

316.少阴病，二三日不已，至四五日，腹痛，小便不利，四肢沉重疼痛，自下利者，此为有水气，其人或咳，或小便利，或下利，或呕者，真武汤主之。

茯苓三两　芍药三两　白术二两　生姜三两，切　附子一枚，炮，去皮，破八片

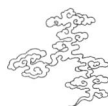

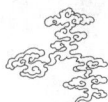

上五味，以水八升，煮取三升，去滓，温服七合，日三服。若咳者，加五味子半升，细辛一两，干姜一两；若小便利者，去茯苓；若下利者，去芍药，加干姜二两；若呕者，去附子，加生姜，足前为半斤。

真武汤方证与苓桂术甘汤方证一样，皆是水饮内停。第316条明确指出"此为有水气"，水气与水饮互通。条文中的"腹痛，小便不利，四肢沉重疼痛，自下利者……其人或咳，或小便利，或下利，或呕者"，是水气在里的诸多或然症状。水饮在里，阻遏气机，不通则痛，下迫大肠、小肠则出现二便异常，以小便不利为水饮证典型表现。水饮泛溢于四肢则四肢沉重疼痛，凌心则悸、射肺则咳，逆于胃则呕。

第82条，心下悸，头眩，身瞤动，振振欲擗地者，也是痰饮水湿在里的典型症状表现。水饮凌心则悸，水饮停胃则心下悸，水饮上冲则头眩，起则头眩，身瞤动，振振欲擗地。第316条，小便不利，四肢沉重疼痛，自下利者，都是水饮所致，水饮内停则小便不利，水饮犯于体表则四肢沉重疼痛，下迫大肠则下利。

生姜辛温，除了温胃化饮、降逆止呕，不要忘记生姜也是常用的解表发汗药，具有解表发汗而不伤正气津液的作用。

第82条，太阳病发汗，汗出不解，其人仍发热，第316条，少阴病，二三日不已，再加上真武汤方中生姜的辛温解表，说明真武汤方证存在表证未解，病性为阴证，所以是表阴证的少阴病，同时有水饮内停。

真武汤方证的病机是在水饮内停基础上的外感，病性为阴证。如第82条是太阳病误治后陷入阴证，第316条本身就是阴证的少阴太阴合病。因此需要强壮温阳解表、温化水饮，附子、生姜温阳解表而不伤津液，附子、白术、茯苓、白芍温化水饮而不伤津液。病性为阴证，病位为表里合病，六经诊断是少阴太阴合病。

虽然以《医宗金鉴》为代表的见解，并不认为真武汤存在表证，其曰："小青龙汤治表不解有水气，中外皆寒实之病也；真武汤治表已解有

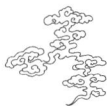

水气，中外皆寒虚之病也。"但从真武汤中存在生姜三两来看，结合条文第82条的"太阳病发汗，汗出不解，其人仍发热"，胡希恕先生认为其仍然存在表证未解。之所以发汗、汗出不解，其人仍发热，是因为存在水饮内停，导致单纯解表而表不解。

真武汤方证病机是阴证的外邪里饮，也属于表里合病。外邪里饮证的治疗有其特殊性，笔者在讲太阳病的时候，以小青龙汤为例，提出外邪里饮一定要表里双解，因为水饮不祛则表证不解，单纯解表容易激动里饮，变证百出。

第82条说"太阳病发汗，汗出不解，其人仍发热"，因为这不是单纯的表证，而是表里合病，外邪里饮证。里有水饮的外感，单纯发汗必然表证不解，不仅汗之不解，同时还伤阳气、津液，易陷入于阴证，就形成了阴证的外邪里饮，即少阴太阴合病，用真武汤来温阳解表，兼以温阳化饮。第316条，冠名为少阴病，实际上是少阴太阴合病。到四五日的时候邪气部分传里，但少阴表证依然存在，故条文曰"二三日不已"。水饮在里，水气上冲下迫，导致出现各种或然症状，此时治法依然是表里双解，解表兼以祛饮。

第36节　从桂枝去桂加茯苓白术汤看真武汤

历代以来皆有困惑，苓桂术甘汤、五苓散也都是仲景温阳化饮的重点方剂，皆有桂枝。温阳化气利小便也是桂枝的一大作用，为何真武汤中不用桂枝？

胡希恕先生、冯世纶教授强调要以《伤寒论》条文来解读条文，始终理会。六经体系下的方证之间是有联系的，我们发现真武汤和桂枝去桂加茯苓白术汤有高度相似性，因此尝试从这个角度来分析真武汤。

28.服桂枝汤，或下之，仍头项强痛，翕翕发热，无汗，心下满，微痛，小便不利者，桂枝去桂加茯苓白术汤主之。

方药组成为：芍药三两，甘草二两（炙），生姜（切）、白术、茯苓各三两，大枣十二枚（擘）。

表8　桂枝去桂加茯苓白术汤与真武汤方药对比

	共同药物	不同药物
桂枝去桂加茯苓白术汤	生姜、茯苓、芍药、白术	炙甘草、大枣
真武汤		炮附子

从方药组成来看，桂枝去桂加茯苓白术汤，去炙甘草、大枣，加入炮附子，就是真武汤（见上表8）。所以桂枝去桂加茯苓白术汤和真武汤

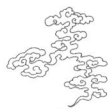

可以结合起来看。"头项强痛、翕翕发热、无汗",是太阳表证未解。"心下满、微痛、小便不利",是水饮在里。可见本方证是外邪里饮证。里饮的存在阻碍气机,不利于解表。故而服桂枝汤或下之,病未解。

理解了生姜的辛温发汗解表,就不难理解第28条桂枝去桂加茯苓白术汤为何去桂。桂枝去桂加茯苓白术汤是治疗外邪里饮,需要解表同时祛饮,因为已经服桂枝汤、或下之,伤了津液阳气,不应该再发汗,所以去了桂枝,避免过于发汗伤津。但表证依然存在,仍头项强痛,翕翕发热,无汗,所以保留生姜来微微发汗解表而不伤津液。因此第28条桂枝去桂加茯苓白术汤方证不是去芍,而是去桂。

同样道理,真武汤方证经过错误发汗后,津伤而表不解,此时小剂量的麻黄、桂枝也不能用了,仲景采用发汗力度相对较弱的生姜解表,生姜、葱白都是鲜药,温润多汁,辛温解表而不伤津。少阴病的表证和太阳病的表证,共性是要解表,但解表的力度不同。太阳病的典型症状表现是发热恶寒、身疼痛、不汗出、脉浮紧,病性为阳证,津液不虚,可以直接辛温发汗解表,少阴病是脉微细,阳气津液不足,所以要减弱发汗力度,一方面要微微发汗不能伤津,一方面还要加上附子强壮温阳解表。

理解了去桂的思路,有助于我们理解真武汤方证。桂枝是仲景温阳利水的常用药物,如苓桂术甘汤、五苓散皆有桂枝,为何真武汤不用桂枝?主要就在于阴证的时候,在气血津液虚弱不足的情况下,不可发汗,即使有表证,也只能小发其汗,达到解表而不伤津液的目的,需要解表力度要小的微微发汗。

真武汤是少阴太阴合病的外邪里饮,属于阴证,津液不足,需要强壮温阳解表祛饮,其中解表力度要弱,避免过汗伤津,桂枝虽然温阳,但桂枝也能解表发汗,所以真武汤去了桂枝,保留生姜解表,避免损伤津液阳气。

从胡希恕经方医学体系来看,少阴病为表阴证,有表当解表,解表的治法是汗法。汗本身也是津液，津血同源，所以发汗过多会伤津伤血伤阴，这就是亡血家、汗家不可汗的道理所在。陈修园在《医学三字经》里面说："长沙室，叹高坚，存津液，是真诠。"太阳病、少阴病同属于表证，但津液的虚实问题导致解表力度不同。

87.亡血家不可发汗，发汗则寒栗而振。

88.汗家重发汗，必恍惚心乱，小便已阴疼，与禹余粮丸。

生姜、葱白是鲜药，温润多汁，解表而不伤津，常用于阴证或津液不足的外感表证的治疗，也就是少阴病。真武汤是建立在白术、茯苓的基础之上，生姜一方面来解少阴表证，一方面生姜辛温可温化水饮。炮附子既可以温阳助白术、茯苓化饮，也可温阳有助于生姜解表，这就是真武汤方证为少阴太阴合病，有表证，不用桂枝而用生姜的道理所在（见表9）。

表9　桂枝去桂加茯苓白术汤方证与真武汤方证条文对比

	表不解	水饮内停
桂枝去桂加茯苓白术汤	头项强痛，翕翕发热，无汗	心下满，微痛，小便不利
真武汤	汗出不解，其人仍发热	心下悸，头眩，身𥆧动，振振欲擗地者

28.服桂枝汤，或下之，仍头项强痛，翕翕发热，无汗，心下满，微痛，小便不利者，桂枝去桂加茯苓白术汤主之。

67.伤寒若吐、若下后，心下逆满，气上冲胸，起则头眩，脉沉紧，发汗则动经，身为振振摇者，茯苓桂枝白术甘草汤主之。

82.太阳病发汗，汗出不解，其人仍发热，心下悸，头眩，身𥆧动，振振欲擗地者，真武汤主之。

316.少阴病，二三日不已，至四五日，腹痛，小便不利，四肢沉重疼痛，自下利者，此为有水气，其人或咳，或小便利，或下利，或呕者，真武汤主之。

桂枝去桂加茯苓白术汤、苓桂术甘汤和真武汤方证鉴别：

1. 都是发汗或下之后，津液、阳气有损伤不足。

2. 都有水饮内停的基础。如桂枝去桂加茯苓白术汤方证的"心下满，微痛，小便不利者"；苓桂术甘汤方证的"心下逆满，气上冲胸，起则头眩，脉沉紧"；真武汤方证的"心下悸，头眩"。

3. 本身都是外邪里饮。有轻重的不同。苓桂术甘汤方证是起则头眩、发汗则动经，身为振振摇者，而真武汤方证是头眩，振振欲擗地者，程度较苓桂术甘汤方证更重。陷入于阴证，桂枝温阳力度不足，故用附子温阳。同时类似第28条，津液阳气损伤明显，不用桂枝解表以免更伤津液、阳气，保留生姜，用生姜微微汗出解表。

4. 真武汤方证也可以看作在桂枝去桂加茯苓白术汤方证基础上，阳虚更重，加附子温阳，振奋机体功能，去掉甘缓不利于水的大枣、甘草，即真武汤。虽然二方证具体症状不太一样，但病机都是外邪里饮。附子辛温，凡是机体功能沉衰的皆可应用，如桂枝加附子汤方证，因为大发汗后，津液丢失过多陷入于阴证，即可加入附子。

第20条：太阳病，发汗，遂漏不止，其人恶风，小便难，四肢微急，难以屈伸者，桂枝加附子汤主之。

桂枝去桂加茯苓白术汤方证，因为"服桂枝汤，或下之"导致津液丢失而陷入阴证，机体功能沉衰，即可仿照第20条的桂枝加附子汤方证，加入附子，同时去掉甘草、大枣，即为真武汤方证。真武汤条文没有提到脉，但真武汤方证为少阴太阴合病，因此真武汤方证必然脉微细，舌淡齿痕而润，可伴有恶寒或恶风。

《伤寒论》中桂枝作用有三，一者辛温解表，二者平冲降逆，三者温阳利小便。桂枝加桂汤方证的"气从少腹上冲心"、苓桂术甘汤方证中的

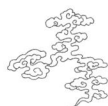

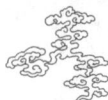

"气上冲胸起则头眩"都是水饮上逆，可见苓桂剂中桂枝有平冲降逆、利小便的作用。真武汤方证同样属于水饮上逆，为何不用桂枝平冲降逆、利小便、祛水饮呢？确实令人不解。

但如果从第 28 条桂枝去桂加茯苓白术汤方证入手，就好理解了。为什么去桂枝？因为真武汤方证存在表证，津液不足，陷入于阴证，不能用桂枝发汗，避免更伤津液，所以桂枝汤去桂枝，保留生姜解表，有水饮加白术、茯苓祛饮，此时陷入于阴证，再加入附子振奋沉衰。现代药理研究认为甘草有水钠潴留的不良反应，且仲景对于水饮较明显的证候，多不用甘草，此时甘草、大枣甘缓不利于水饮，故去之，即真武汤。

第 37 节　真武汤用芍药的临床思维

　　《神农本草经》曰：芍药，味苦平。主邪气腹痛，除血痹，破坚积，寒热，疝瘕，止痛，利小便，益气。

　　可见芍药有主治邪气腹痛和利小便的作用。芍药主治津血不足，用芍药说明有津液不足。如桂枝汤方证为太阳中风，汗出，脉浮缓，津液有丢失而不足，需要调和营卫、解肌发汗，方中白芍、甘草、大枣益气生津、敛阴和营，芍药甘草配伍，有酸甘化阴的作用，与桂枝、生姜配伍，达到解表发汗、调和营卫的治疗目的。芍药主治邪气腹痛，虚寒不足证候的腹痛，仲景多加芍药，如小建中汤中倍芍药，可见其有缓急止腹痛的作用。第 316 条真武汤方证的第一个主症即是腹痛，方中白芍敛阴和营、缓急止痛，同时芍药有利小便的作用，有利于水饮祛除而不伤阴。真武汤方证为阴证，本身津液不足，且存在腹痛和水饮，这也是去桂枝而保留芍药的道理，因芍药敛阴和营，主治腹痛，利小便而不伤津。

　　真武汤方证是阳虚水饮，也被后世称之为阳虚水泛，属于阴证的少阴太阴合病。真武汤为何不用利于温化水饮的桂枝，却用酸寒不利于水饮的白芍，让人费解。可以认为真武汤是桂枝去桂加茯苓白术汤去炙甘草、大枣，再加附子而成。基于桂枝去桂加茯苓白术汤方证，从津液角度入手，可以帮助我们理解真武汤去桂却用芍的思路，或许更符合仲景原意，也对理解真武汤方证大有裨益。

　　仲景在真武汤中用芍药配伍附子。芍药甘草附子汤、附子汤和真武

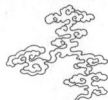

汤，都有附子+芍药的配伍，都有阴阳双补的意思。说明这三方证，不仅有阳虚，津液也虚。

68.发汗，病不解，反恶寒者，虚故也，芍药甘草附子汤主之。

304.少阴病，得之一二日，口中和，其背恶寒者，当灸之，附子汤主之。

305.少阴病，身体痛，手足寒，骨节痛，脉沉者，附子汤主之。

用附子，说明阳虚，用芍药，存在津液不足的情况，用白术、茯苓，说明水饮内停，所以真武汤方证、附子汤方证，都存在阳虚、津虚和水饮内停的情况。

附子汤方证阳虚、津液损伤的程度更重，所以要舍表，救津液阳气，生姜也不用了，同时加入了人参增强益气健胃生津液的作用。真武汤方证的阳虚的程度相对不重，所以表里双解，用生姜、附子温阳发汗，来治疗阴证的外邪里饮。附子汤方证阳虚程度更重，侧重于补，不解表。真武汤方证阳虚相对轻，水饮更重，存在表证（水泛在表、四肢水肿），表里双解，温阳解表兼以温阳化饮。这是二方的鉴别（见表10）。

表10 附子汤、真武汤方药鉴别

方剂	相同药物	不同药物	治法
附子汤	炮附子二枚、茯苓三两、白术四两、芍药三两	人参二两	舍表，增强益气生津液
真武汤	附子一枚、茯苓三两、白术二两、芍药三两	生姜三两	表里双解

芍药甘草附子汤方证、附子汤方证、真武汤方证，都是太阴病阳虚，兼有津液不足，但并未出现下利清谷、四肢厥逆、脉微细欲绝的急迫情况，所以阳虚相对于四逆汤方证为轻，并不是十分急迫，可用芍药甘草

附子汤阴阳双补，可用附子汤温阳益气养津液利水，可用真武汤表里双解。一旦出现了四肢厥逆、脉微细欲绝的急迫情况，还是要以存阳气为核心，单刀直入，用四逆汤回阳救逆，甚则用通脉四逆汤。

82. 太阳病发汗，汗出不解，其人仍发热，心下悸，头眩，身𧮪动，振振欲擗地者，真武汤主之。

太阳病，治法是汗法，为何汗出不解、仍发热？

原因在于不是单纯表证，而是表里合病的外邪里饮。里证表现为心下悸，水停心下，发汗激动里饮，水气上逆，水气上冲于头部则头眩、目眩，四肢则身𧮪动，振振欲擗地者，症状较苓桂术甘汤方证更重。

水饮凌心则悸，射肺则咳，水饮波及于胃则心下悸，水饮上逆则头眩、振振欲擗地。因此实际上是一个表里合病、外邪里饮的情况，所以发汗、汗出不解。

316. 少阴病，二三日不已，至四五日，腹痛，小便不利，四肢沉重疼痛，自下利者，此为有水气，其人或咳，或小便利，或下利，或呕者，真武汤主之。

少阴病，病位在表的阴证，四肢沉重疼痛，有水饮在表、表证不解。出现了腹痛、小便不利、自下利，属于里证太阴病水饮，这也是一个少阴太阴合病、外邪里饮的情况。故曰"此为有水气"。腹痛是本条的第一个症状。腹痛有津血不足的因素，也有寒饮郁阻气机的原因。或然证是可以出现也可以不出现，水饮的症状复杂，水饮射肺则咳，影响到二便则大小便异常，水饮典型表现是小便不利，也可小便利，或不下利，或逆于胃则呕。用真武汤来表里双解，治疗阴证的外邪里饮，即少阴太阴合病的外邪里饮。

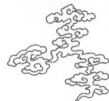

其人或咳……真武汤主之。

为什么真武汤能够治疗咳嗽？因为本条咳嗽的病机是水饮，真武汤只是温阳化饮，水饮祛了，自然就不咳嗽了，所以用真武汤是不治咳而咳自止，临床上我们要关注症状背后的病机，也就是症状背后的证，要辨证论治，而不是根据症状去加所谓的专科用药。不能说因为有咳嗽，我们就加上一些止咳的药物，而是要找到咳嗽背后的病机、背后的证，要辨证去论治。

猪苓汤、真武汤本身都是水饮的代表方，包括小青龙汤，都能治疗咳嗽，其实就说明了痰饮水湿和呼吸系统咳痰喘疾病的相关性，所以在《金匮要略》中有"痰饮咳嗽病脉证并治"篇。

茯苓、白术，是核心的利水药物。如苓桂术甘汤、五苓散、猪苓汤，包括真武汤，白术、茯苓都是核心药物。陷入于阴证，加附子振奋机能，温阳。甘草不利于利水，所以治疗水饮更重的五苓散、猪苓汤、真武汤都没有甘草。葶苈大枣泻肺汤、十枣汤也不用甘草。

桂枝去桂加茯苓白术汤与真武汤存在相似性，提出在桂枝去桂加茯苓白术汤的基础上，去甘草、大枣，加附子，即是真武汤。结合条文分析及以方测证，提出真武汤方证为阴证的外邪里饮，属于少阴太阴合病。因陷入于阴证，津液不足，去桂枝避免伤津液，用生姜来解表不伤津，保留芍药是因为津液不足，芍药敛阴和营且有主治腹痛和利小便的作用。通过理解桂枝去桂加茯苓白术汤，对理解真武汤不用桂枝反用芍药大有裨益。

真武汤，生姜、附子温阳解表治疗少阴病，白术、茯苓、附子温阳化饮治疗太阴水饮，芍药、附子阴阳双补，符合少阴太阴合病的治法。

第38节 攻逐水饮的十枣汤
（附控涎丹）

痰饮水湿归属于太阴病，桂枝去桂加茯苓白术汤方证、苓桂术甘汤方证、五苓散方证、猪苓汤方证、真武汤方证都是太阴病痰饮水湿常见方证。十枣汤是攻逐水饮的代表方，也是治疗痰饮水湿的方。

大陷胸汤方证、大陷胸丸方证是水热互结，治法是苦寒清热利水。十枣汤方证，是热证不显著，水饮郁结于胸胁，即水饮为主兼有郁热。因此在《胡希恕经方医学·经方里证》阳明病篇讲水热互结的大陷胸汤方证、大陷胸丸方证的时候，我们也对比着学过十枣汤方证，但这里还是很有必要再温习一遍。

152. 太阳中风，下利呕逆，表解者，乃可攻之。其人漐漐汗出，发作有时，头痛，心下痞硬满，引胁下痛，干呕短气，汗出不恶寒者，此表解里未和也。十枣汤主之。

芫花熬　甘遂　大戟

上三味等分，各别捣为散，以水一升半，先煮大枣肥者十枚，取八合，去滓，内药末，强人服一钱匕，赢人服半钱，温服之，平旦服。若下少，病不除者，明日更服，加半钱，得快下利后，糜粥自养。

病痰饮者，当以温药和之，是痰饮水湿的基本治疗原则。痰饮水湿

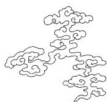

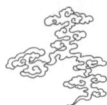

是有形的病理产物，如果痰饮水湿重，有实邪，我们需要祛邪，即攻逐水饮。古代有较多的代表方，比如十枣汤、舟车丸、疏凿饮子、禹功散等。

胡希恕先生常用本方治疗胸腔积液、腹水（实证腹水），尤其是胸腔积液疗效更为明显。冯世纶教授认为本方的辨证要点为咳而胸闷胁痛、心下痞硬满、脉沉弦。

如胡希恕先生医案（冯世纶，张长恩．经方方证传真－胡希恕"以方类证"理论与实践［M］．中国中医药出版社，2018．）

胡某，男，84岁，1983年9月5日初诊。咳嗽、咳血两个月，经X线胸片，断层确诊为左下肺癌。近1周来胸闷胁痛，呼吸困难，不能平卧，面目及双下肢重度浮肿，经X线胸片证实，左侧胸腔大量积液，右侧胸腔少量积液。于左胸腔抽出血性胸腔积液500mL，症状不见缓解，小便少，大便干，苔白腻，脉弦滑。证系痰饮停滞，与十枣汤：

芫花、甘遂、大戟各10g，大枣500g。

先煮大枣，煮烂，去皮核，内芫花、甘遂、大戟，上火再煮二开，去滓，每服1小匙，每半小时服1次。服至4次时，大便连泻10余次，小便也连续不断，停止服药。第二天浮肿全消，能平卧入睡。4个月后死于脑转移，胸腔积液、浮肿却未见复发。

分析：胡希恕先生通过面目及双下肢重度浮肿、小便少、苔白腻、脉弦滑，辨为痰饮水湿证。因胸闷胁痛，呼吸困难，不能平卧，辨为悬饮。脉弦滑，邪实而正气不虚，侧重于攻逐水饮，用十枣汤。此时苓桂术甘汤之类过于平缓，用之无效。

后世医家认为十枣汤攻逐力量过于迅猛，做了一些加减改良。南宋陈无择《三因极一病证方论》有两个变方，一个是把十枣汤从汤剂变成丸剂，叫十枣丸，一个是把十枣汤的芫花替换成白芥子，甘遂、大戟、白芥子各等分，叫控涎丹。又名子龙丸、妙应丸。

吉林省洪哲明老先生认为控涎丹不及十枣汤峻猛，但疗效优于十枣汤。用其治疗内、妇、外科多种疾病，常收捷效，其认为咳喘日久，其治当以涤痰逐饮为要务，控涎丹逐其痰饮。唯须注意者，虚者当于攻逐之后，斟酌病情，予以调补。（单书健.洪哲明先生运用控涎丹经验介绍［J］.中医杂志，1982（06）：16-19.）

《吴鞠通医案·痰饮》：

觉罗，六十二岁，壬戌正月十三。

酒客痰饮哮喘，脉弦紧数，急与小青龙去麻辛加枳实橘皮汤不应。右胁痛甚，此悬饮也，故与治支饮之小青龙不应，应与十枣汤。以十枣大峻，降用控涎丹。

甘遂（五钱）大戟（五钱）白芥子（五钱）神曲糊丸梧子大，先服十三丸不知，渐加至二十一丸，以得快便下黑绿水为度，三服而水下喘止，继以和胃收功。

学习吴鞠通医案需要注意以下几点：

1.本案酒客痰饮哮喘、脉弦紧数、右胁痛甚，属于水饮郁阻、不通则痛。因哮喘，初诊给予小青龙汤，但小青龙汤侧重于外邪里饮，化饮力量明显不如十枣汤。本案水饮更重，所以服小青龙汤不应。

2.攻逐水饮的出路在于汗吐下三法，十枣汤、控涎丹是通过下法祛饮，故得效的标志是下利后症状缓解。十枣汤可以考虑用控涎丹替代，相对更安全。

3.服用本方应该注意的是，切忌一次给予大剂量，应以小剂量多次服用，以知为度、中病即止，开始泻下后，则停药不服。就像本案描述的"先服十三丸不知，渐加至二十一丸，以得快便下黑绿水为度"。

4.需要注意善后，本案虽然没有具体描述，但也强调了"继以和胃收功"。

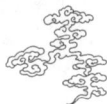

十枣汤是祛邪，后续不忘扶正。

十枣汤虽属于太阴病水饮，但标实为主，以攻邪祛饮为主，侧重于祛邪、治标。必须依据中医辨证由痰水蓄积而致病的实证，始能应手而效。徐灵胎说："本方乃下痰之方，人实证实者用之。"是非常确当的，应用本方当中病即止。

用药如用兵，不是用完十枣汤就行了。攻城略地只是第一步，后续的安顿民生、长治久安更重要。水饮祛除只是治标，邪去而正虚，后续还需要六君子汤、苓桂术甘汤等善后培补，杜绝水饮的生成。张石顽谓"但服此方数服，其病如失，后以六君子调补"。后世医家在痰饮消除后多予六君子汤健脾益气以杜绝生痰之源，或用理气健脾以善其后。

痰饮水湿归属于太阴病，但对于十枣汤方证，邪实为主而正气尚不虚，可以归属于阳明病或阳明太阴合病，急则治其标，给予攻下法，祛邪即是扶正。邪去而正虚，后续仍从太阴病论治，扶正固本杜绝痰饮水湿的生成。若迁延日久，邪实而正虚，则治疗难度极大。

第 39 节　病痰饮者当以温药和之的代表方

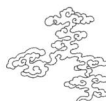

张仲景在《金匮要略·痰饮咳嗽病脉证并治第十二》这一章节提出"病痰饮者，当以温药和之"。这是一句非常经典的话，常常用来作为痰饮的治法。

第一，用温药。为什么用温药呢？因为痰饮水湿是阴邪，湿为阴邪，单纯的痰饮水湿归属于太阴病，以其脏有寒故也，所以要治以温药。痰饮水湿化热，则属于太阴阳明合病。

第二，强调"和之"。就是使之恢复和的状态，顺应人体自我修复的机能。比如：水饮在表，我们就因势利导，通过发汗，从表祛除水饮；如果水饮在里，因势利导从里，从大便、小便祛除水饮。仲景提出来"腰以上肿者，当发其汗，腰以下肿者，当利其小便"，其实都是温药和之的具体体现。没有表证、没有里证的情况下，就用和法。有热清热，有表解表，有邪实则攻逐水饮。

病痰饮者，当以温药和之，下面紧接着就是苓桂术甘汤条文。

心下有痰饮，胸胁支满，目眩，苓桂术甘汤主之。

苓桂术甘汤非常有名气，也符合"温药和之"的治疗原则，所以大部分人都把苓桂术甘汤当作"病痰饮者，当以温药和之"的代表方了，

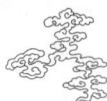

但我们认为代表方应该是小半夏加茯苓汤，而非苓桂术甘汤，是基于以下几点：

第一，痰饮水湿属于津液代谢失调紊乱停聚的病理产物，痰、饮、水、湿是有区别的。痰饮水湿就像池塘里面的水，越往下越重浊。越重浊，阻遏气机的能力也就越强。有水饮的时候用茯苓、泽泻、猪苓淡渗利水就行，但是如果到了湿、痰这一层次，单纯祛水饮是祛不掉的，需要配合上疏利气机的药物，因为痰湿越重、阻遏气机的证候表现也就越多。有湿邪的时候，常提到湿邪困脾、湿邪遏阻，这个困、遏、阻，就突出了气机郁阻的问题。所以湿邪的常见症状是胸闷、脘痞、呕恶、纳呆、身重酸懒、头重如裹、腹胀、大便黏滞不爽、小便不利等，都是身体气机被阻遏的表现。

白术、茯苓适用于太阴病的水饮，桂枝温阳，平冲降逆，桂枝、甘草辛甘化阳，苓桂术甘汤能利水饮，但不能燥化痰湿，更多突出的是温阳、健脾、益气、降逆，同时兼以温化水饮，因为有甘草，是一个缓方。在有水饮或者水气的时候是合适的，痰湿证明显的时候，苓桂术甘汤的化痰祛湿力度就明显不足了。

第二，小半夏加茯苓汤是最基础的温化痰饮的方药。大家可以想想，脑海中能想到的化痰祛湿的药物，最常用半夏、生姜、陈皮、茯苓这几味药物。

《神农本草经》：半夏，味辛平。主伤寒寒热，心下坚，下气，喉咽肿痛，头眩，胸胀，咳逆，肠鸣，止汗。

半夏辛平。半夏泻心汤的作用是辛开苦降甘调，辛开指的就是半夏和干姜，在生姜泻心汤里是半夏、干姜、生姜。半夏和干姜在一起，治疗痰饮水湿阻遏、气机不利所形成的痞。

祛除痰饮水湿的时候，气机的通利非常重要。就像晾晒衣服，除了需要阳光的温化作用，还需要气机的通利，有风的地方衣服干得更快，风就是气的流通，气机的通利更加有助于湿邪的祛除。所以我们晾晒衣

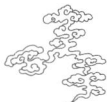

服的时候会晾晒在有阳光而且有风的地方。祛除痰饮水湿的时候，除了辛温化饮，还需要通利气机，用辛开的药物，半夏、生姜除了温化，还能辛开通利气机。

小半夏加茯苓汤方证有心下痞的症状，半夏泻心汤方证、生姜泻心汤方证都有痞。痞就是上下不通，气滞、郁热、水饮、胃虚几个因素互相夹杂、聚积不通，形成痞结的自我感觉，所以要通利气机。小半夏汤中半夏、生姜辛温通利，即半夏泻心汤中的辛开，加茯苓淡渗利饮。

苓桂术甘汤方证是太阴病水饮内停，偏于温阳补虚。小半夏加茯苓汤中的三味药物，没有明显的补益作用，温化痰饮、祛湿利饮力度明显增强。小半夏加茯苓汤既能祛除水饮，又能祛除痰饮，较苓桂术甘汤更加符合"病痰饮者，当以温药和之"的治法，所以我们把小半夏加茯苓汤作为温化痰饮水湿的代表方。

这个思路，吴鞠通其实也有应用。

《温病条辨》上焦篇 29 条：

两太阴暑温，咳而且嗽，咳声重浊，痰多，不甚渴，渴不多饮者，小半夏加茯苓汤，再加厚朴、杏仁主之。

小半夏加茯苓汤再加厚朴杏仁方（辛温淡法）

半夏八钱　茯苓块六钱　厚朴三钱　生姜五钱　杏仁三钱

甘澜水八杯，煮取三杯，温服，日三。

其自注曰：不甚渴，渴不多饮，则其中之有水可知，此暑温而兼水饮者也。故以小半夏加茯苓汤，蠲饮和中，再加厚朴、杏仁，利肺泻湿，预夺其喘满之路。水用甘澜，取其走而不守也。

咳嗽、痰多，有痰饮。不甚渴、渴不多饮，强调热象不明显，属于阴证的痰饮水湿。病痰饮者，当以温药和之，因此吴鞠通用了温化痰饮的代表方小半夏加茯苓汤，温化水饮、蠲饮和中，再加厚朴、杏仁利肺

155

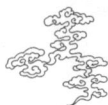

泻湿，预夺其喘满之路，也说明痰饮水湿可以导致咳、喘、胸满、呼吸困难。

厚朴苦温行气可以祛湿、可以除满，杏仁宣畅气机，因为痰饮水湿往往会郁遏气机，表现出一些气机不利的症状。三仁汤三焦同治，其中杏仁宣上宣肺气，肺主一身之气，气化则湿亦化。

本案是小半夏加茯苓汤再加厚朴、杏仁。如果把杏仁去掉换成苏叶，就是半夏厚朴汤。临床上，我们常用半夏厚朴汤治疗痰饮水湿证，以咳痰喘为主要表现，和吴鞠通本医案的思路是一致的，临床应用半夏厚朴汤，并不局限于梅核气。

半夏厚朴汤的苏叶有解表作用，也可以认为半夏厚朴汤方证是外邪里饮。那么，半夏厚朴汤方证和小青龙汤方证如何鉴别？

半夏厚朴汤方证、小青龙汤方证都属于外邪里饮，俗称太阳太阴合病，都以呼吸系统的咳痰喘为主要症状，但症状轻重不同。半夏厚朴汤方证的表证轻，只是用苏叶、生姜解表。小青龙汤方证的表证重，用麻黄、桂枝、白芍解表。半夏厚朴汤方证偏于痰饮，用半夏、生姜、茯苓化痰湿，小青龙汤方证偏于水饮，且寒性更重，寒性水饮，故用半夏、干姜、细辛、五味子温化水饮。

对于痰饮水湿证所致的呼吸系统咳痰喘，辨证为外邪里饮者：

表证重，内有寒性水饮，表现为咳吐大量白色泡沫样痰、落地成水，或大量清稀鼻涕者，偏于寒性水饮，选用小青龙汤。小青龙汤也有类方：射干麻黄汤、厚朴麻黄汤。对于寒性水饮，没有表证，可以用小青龙汤去解表的麻黄、桂枝、白芍，如苓甘五味姜辛夏杏汤等。

表证轻或无表证，痰少或无痰者，偏于痰饮，用半夏厚朴汤。如果没有表证，可用苏梗宽胸理气替代苏叶，咳逆明显，用苏子降逆化痰。

"病痰饮者，当以温药和之"是治疗原则，温药和之的代表方剂是小半夏加茯苓汤，不是苓桂术甘汤。小半夏加茯苓汤，加入陈皮、甘草，则是化痰名方二陈汤。加入苏叶、厚朴，就是半夏厚朴汤。因此半夏厚朴汤可以用于治疗痰饮水湿，也是"病痰饮者，当以温药和之"的代表方。因为痰饮水湿与呼吸系统咳痰喘密切相关，这就是半夏厚朴汤是呼吸系统咳痰喘常用方的原因。仲景有桂枝加厚朴杏子汤，也可治疗外邪里饮轻证，桂枝汤解表，厚朴、杏仁行气化饮。结合吴鞠通医案，临床上我们用半夏厚朴汤时，常加入杏仁增强宣气化痰湿的作用。

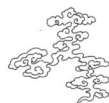

第39节　病痰饮者当以温药和之的代表方

第40节　半夏厚朴汤

半夏厚朴汤常用来治疗痰气互结证的梅核气，但仅用来治疗梅核气，有些屈才。半夏、生姜是小半夏汤，加入茯苓是小半夏加茯苓汤，再加苏叶、厚朴就是半夏厚朴汤。

半夏厚朴汤的底方是小半夏汤和小半夏加茯苓汤，出自《金匮要略·痰饮咳嗽病脉证并治第十二》。小半夏汤很简单，就是半夏一升，生姜半斤。

呕家本渴，渴者为欲解，今反不渴，心下有支饮故也，小半夏汤主之。

半夏一升　生姜半斤

上二味，以水七升，煮取一升半，分温再服。

心下有支饮，理解为心下有痰饮水湿即可。本条的呕属于水饮停胃，不渴属于阴证，用半夏、生姜来温化水饮、和胃止呕，小半夏汤主之。渴者为欲解，类似小青龙汤条文的"服汤已渴者，此寒去欲解也"。

41. 伤寒心下有水气，咳而微喘，发热不渴。服汤已渴者，此寒去欲解也，小青龙汤主之。

黄疸病，小便色不变，欲自利，腹满而喘，不可除热，热除必哕。

哕者，小半夏汤主之。

黄疸病需要辨阴阳，即阳黄、阴黄。从本条症状来看，小便色不变，小便仍然色清，无明显热象。痰饮水湿下迫则欲自利，郁阻气机则腹满而喘，因小便色不变，属于阴证的痰饮水湿，说明此处黄疸属于阴黄，不可除热，热除必哕。除热的寒凉药物伤胃，水饮上逆则呕哕，用小半夏汤温化水饮、和胃止呕。

诸呕吐，谷不得下者，小半夏汤主之。

呕吐、谷不得下，病机为水饮停胃，影响脾胃运化，用小半夏汤温化水饮，消痰气、令能食。

卒呕吐，心下痞，膈间有水，眩悸者，小半夏加茯苓汤主之。

半夏一升　生姜半斤　茯苓三两，一法四两

上三味，以水七升，煮取一升五合，分温再服。

从症状来看，呕吐、心下痞，都是水饮停胃，膈间有水，就是小半夏汤方证的心下有支饮。水饮上逆则头眩、凌心则悸，茯苓淡渗利饮，增强利水宁心作用，小半夏汤加茯苓，较小半夏汤的化饮力度更大。

先渴后呕，为水停心下，此属饮家，小半夏茯苓汤主之。

先渴后呕，饮水后水停心下则呕吐，说明原先的渴也是虚性的渴、水饮证的渴。小半夏加茯苓汤温化水饮，同时生姜兼有健胃作用。

在《金匮要略·呕吐哕下利病脉证治第十七》篇，有生姜半夏汤。

病人胸中似喘不喘，似呕不呕，似哕不哕，彻心中愦愦然无奈者，生姜半夏汤主之。

半夏半斤　生姜汁一升

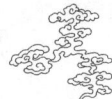

上二味，以水三升，煮半夏，取二升，内生姜汁，煮取一升半，小冷，分四服，日三夜一服。止，停后服。

胸中似喘不喘，似呕不呕，似哕不哕，彻心中愦愦然无奈者，都是强调的痰饮阻滞气机，心胸部位气机紊乱所导致的症状。肺的气机宣降失常，肺气上逆，会表现为咳或喘。脾胃的气机上逆，表现的就是呕吐、哕逆的症状。本条并无热象表现，属于偏寒性痰饮郁阻气机所致，行气化痰饮，生姜半夏汤主之。

生姜半夏汤，也是半夏和生姜，重用生姜，取其辛温化痰。想获得生姜汁一升，需要的生姜远远大于生姜一升的剂量。

半夏厚朴汤出自《金匮要略·妇人杂病脉证并治第二十二》。

妇人咽中如有炙脔，半夏厚朴汤主之。半夏厚朴汤方《千金》作胸满，心下坚，咽中帖帖，如有炙肉，吐之不出，吞之不下。

半夏一升　厚朴三两　茯苓四两　生姜五两　干苏叶二两

上五味，以水七升，煮取四升，分温四服，日三夜一服。

半夏厚朴汤出自妇人杂病篇，是治疗咽部症状的，咽中如有炙脔、如有炙肉，老百姓都知道是梅核气，咽部如有梅核，吐之不出，吞之不下。很多慢性咽炎患者说嗓子总有痰，咽堵，喉科检查没有太大异常，就是咽部有异物感，西医称之为痰液附着感。辨证属于太阴病痰饮水湿证，痰气互结于咽部，皆可用半夏厚朴汤来行气化痰。

小半夏加茯苓汤的3味药，是常用的温化痰湿的组合。苏叶行气兼以解表，厚朴苦温行气化湿，苏叶、厚朴都是通利气机利于痰饮水湿的祛除。

半夏厚朴汤符合"病痰饮者，当以温药和之"的原则，因此临床上常常用半夏厚朴汤来温化痰饮。这就是我在治疗痰饮水湿的咳痰喘的时

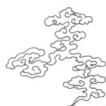

候用半夏厚朴汤比较多的缘故。

某男，65 岁，2017 年 1 月 16 日就诊，主诉为咳嗽 1 个月，痰少色白，无鼻塞，但流清涕，口干不苦，大便平素便溏，夜尿 1~2 行，无四逆，脉弱，舌淡苔薄。

以咳嗽为主症，脉弱、大便溏、夜尿 1~2 行，属于太阴病，津液代谢失常的痰饮水湿证，但同时有一个流清涕的表现，有表证未解。太阴病的基础，有口干不苦，口干属于水饮不化，可以不给予清热。六经辨证是太阴病的痰饮水湿，水饮上犯于肺，影响到肺的气机宣降失常而表现以咳嗽为主症，从太阴病痰饮水湿论治。

处方给予半夏厚朴汤合四君子汤，都是原方，没有药物加减。因为有流清涕的表证，所以方中是苏叶和苏梗并用的，服药后症状明显改善。

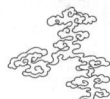

第41节　旋覆代赭汤

旋覆代赭汤方证是太阴病痰饮水湿，以胃肠消化道症状为主要表现的方证。

161. 伤寒发汗，若吐若下，解后心下痞硬，噫气不除者，旋覆代赭汤主之。

旋覆花三两　人参二两　生姜五两　代赭一两　甘草三两，炙　半夏半升，洗　大枣十二枚，擘

上七味，以水一斗，煮取六升，去滓，再煎取三升。温服一升，日三服。

伤寒发汗，若吐若下，津气损伤，胃气损伤，邪陷入里，胃虚基础上水饮内停，导致心下痞硬，胃气上逆而呃逆、噫气不除。

旋覆代赭汤，以方测证来看，人参、生姜、甘草、大枣健胃补虚，也是仲景常用的扶正补虚的用药组合，说明本方证是机体功能沉衰不足，旋覆花、代赭石治标，降胃气治呃逆。方中重用生姜五两，且配合半夏，化饮和胃降逆止呕。因此本方证的特点是：太阴病，痰饮水湿，以心下痞硬、呃逆为主症。

需要注意，本方证属于太阴病，以正虚、水饮内停为主，代赭石重镇降逆治标易伤正气，剂量要小，方中只是代赭石一两。旋覆代赭汤方

证的心下痞硬是水饮、胃虚所致。水饮证可以导致心下痞，如五苓散方证就有心下痞。

156.本以下之，故心下痞，与泻心汤。**痞不解**，其人渴而口燥烦，小便不利者，五苓散主之。

临床上心下痞也是常见症状，涉及多个方证。

但大家潜意识里，见到口苦就会想到小柴胡汤，见到小便不利就会想到五苓散，见到心下痞就会想到半夏泻心汤，潜意识里告诉自己但见一证便是，不必悉具，就会套方，但往往效果不好。这是因为没有坚持先辨六经继辨方证、求得方证相应而治愈疾病的原则。

154.**心下痞**，按之濡，其脉关上浮者，大黄黄连泻心汤主之。

155.**心下痞**，而复恶寒汗出者，附子泻心汤主之。

163.太阳病，外证未除，而数下之，遂协热而利，利下不止，**心下痞硬**，表里不解者，桂枝人参汤主之。

161.伤寒发汗，若吐若下，解后**心下痞硬**，噫气不除者，旋覆代赭汤主之。

67.伤寒若吐、若下后，**心下逆满**，气上冲胸，起则头眩，脉沉紧，发汗则动经，身为振振摇者，茯苓桂枝白术甘草汤主之。

156.本以下之，故心下痞，与泻心汤。**痞不解**，其人渴而口燥烦，小便不利者，五苓散主之。

152.太阳中风，下利呕逆，表解者，乃可攻之。其人漐漐汗出，发作有时，头痛，**心下痞硬满**，引胁下痛，干呕短气，汗出不恶寒者，此表解里未和也。十枣汤主之。

《金匮要略·呕吐哕下利病脉证治第十七》：呕而肠鸣，**心下痞**者，半夏泻心汤主之。

149.伤寒五六日，呕而发热者，柴胡汤证具，而以他药下之，柴胡证仍在者，复与柴胡汤。此虽已下之，不为逆，必蒸蒸而振，却发热汗

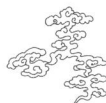

出而解。若心下满而硬痛者，此为结胸也，大陷胸汤主之。但满而不痛者，此为痞，柴胡不中与之，宜半夏泻心汤。

157. 伤寒，汗出解之后，胃中不和，**心下痞硬**，干噫食臭，胁下有水气，腹中雷鸣下利者，生姜泻心汤主之。

158. 伤寒中风，医反下之，其人下利日数十行，谷不化，腹中雷鸣，**心下痞硬而满**，干呕心烦不得安，医见心下痞，谓病不尽，复下之，其痞益甚，此非结热，但以胃中虚，客气上逆，故使硬也，甘草泻心汤主之。

旋覆代赭汤方证有心下痞，半夏泻心汤方证的主症也是心下痞，如何鉴别？

149. 伤寒五六日，呕而发热者，柴胡汤证具，而以他药下之，柴胡证仍在者，复与柴胡汤。此虽已下之，不为逆，必蒸蒸而振，却发热汗出而解。若心下满而硬痛者，此为结胸也，大陷胸汤主之。但满而不痛者，此为痞，柴胡不中与之，宜半夏泻心汤。

《金匮要略·呕吐哕下利病脉证治第十七》：呕而肠鸣，心下痞者，半夏泻心汤主之。

从辨六经角度而言，旋覆代赭汤方证是太阴病，主要是脾胃虚寒、水饮郁阻，并无内热，有胃气上逆，加旋覆花、代赭石降逆治标。半夏泻心汤方证是厥阴病，寒热错杂，除了有脾胃虚寒、痰饮外，还有郁热因素，互相夹杂所致的心下痞，所以还要加上苦寒清热的黄芩、黄连（见表11）。

表11　旋覆代赭汤方证、半夏泻心汤方证的心下痞用药鉴别

	胃虚	气逆	痰饮	内热
半夏泻心汤	人参、炙甘草、大枣		半夏、干姜	黄芩、黄连
旋覆代赭汤		旋覆花、代赭石	半夏、生姜	

二方证皆有胃虚，方都用人参、炙甘草、大枣补虚；都有痰饮，半夏泻心汤用半夏、干姜辛温化饮，旋覆代赭汤用半夏、生姜化饮和胃降逆。半夏泻心汤方证有内热，用黄芩、黄连苦寒清热，旋覆代赭汤方证是胃气夹饮上逆，用旋覆花、代赭石降逆治标。

　　反复和大家强调的一点，不要从症状来鉴别方证，一定要站在六经角度来看。先辨六经继辨方证，求得方证相应而治愈疾病。辨证为厥阴病的心下痞，才能考虑半夏泻心汤方证。辨证为太阴病的心下痞，只能从太阴病的方证里面继辨方证、细辨方证。见到阳明病的心下痞，只能从阳明病的方证中继辨方证，如大黄黄连泻心汤方证。

　　并不是呃逆都能用旋覆代赭汤，必须是太阴病，痰饮水湿证，以心下痞、呃逆为主症者，方可运用旋覆代赭汤。其他症状的辨证思路，以此类推。

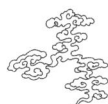

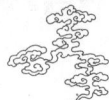

第42节 厚朴生姜半夏甘草人参汤

旋覆代赭汤、厚姜半甘参汤和半夏厚朴汤方药类似，都属于太阴病痰饮水湿方。

66.发汗后，腹胀满者，厚朴生姜半夏甘草人参汤主之。

厚朴半斤，炙，去皮　生姜半斤，切　半夏半升，洗　甘草二两
人参一两

上五味，以水一斗，煮取三升，去滓，温服一升，日三服。

条文是一个水饮证，发汗后，损伤津液、阳气，陷入于阴证，同时发汗激动水饮，水饮郁阻气机于腹部而腹胀满。

厚朴剂量半斤，苦温行气化饮以治标，治疗腹胀满。腹胀满的原因是太阴病的痰饮水湿郁阻气机，所以行气除胀需要建立在温化水饮、补虚的基础上。用半夏、生姜化饮，人参、甘草、生姜补虚，方药组成是甘草，但从补益角度来看，应该是炙甘草。厚朴虽然治标，但厚朴苦温行气也利于水饮的祛除，在痰饮水湿证气机郁滞的时候，也常有应用。如桂枝加厚朴杏子汤、厚朴麻黄汤、三仁汤、平胃散等。

三方方药异同见下表（表12）。

表 12　厚姜半甘参汤、旋覆代赭汤、半夏厚朴汤方药异同

方证	共同药物	不同		
半夏厚朴汤	半夏、生姜	厚朴	茯苓、苏叶	
厚姜半甘参汤	半夏、生姜	厚朴		人参、炙甘草
旋覆代赭汤	半夏、生姜		旋覆花、代赭石	人参、炙甘草、大枣

　　三方病机类似，都是太阴病痰饮水湿郁阻气机。其中厚姜半甘参汤方证、旋覆代赭汤方证有虚象，是在补虚基础上温化水饮。半夏厚朴汤方证虚象不重，没有补虚的人参、甘草、大枣，更侧重于温化水饮。从上述三方，也能看出小半夏汤在痰饮水湿证治疗上的临床价值，体现了温化痰饮的思路。

　　半夏厚朴汤方证侧重于太阴病痰饮水湿，以郁阻气机为主，虚象不明显，或兼有轻度表证不解，症状以咽部异物感、胸闷、咳嗽、咳痰、喘为主要表现。旋覆代赭汤方证是太阴病，有痰饮水湿，以心下痞、呃逆为主症。厚姜半甘参汤方证是太阴病，痰饮水湿，郁阻气机，以腹部胀满为主症。

　　归纳总结后，我们能够发现仲景治疗太阴病痰饮水湿证的治法是"病痰饮者，当以温药和之"。代表方证是小半夏加茯苓汤方证、半夏厚朴汤方证。常用温化痰饮的药物有半夏、生姜、茯苓、白术，气虚（胃虚）加参、姜、草、枣，气滞优先选用温性的陈皮、厚朴、苏梗等。胃气上逆用旋覆花、代赭石，水饮上逆用桂枝。半夏、生姜（干姜）辛温，常用于痰饮水湿证，偏痰饮或兼有表证用生姜，偏寒性水饮或阳虚用干姜。

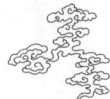

第43节 《外台》茯苓饮

《外台》茯苓饮出自《金匮要略·痰饮咳嗽病脉证并治第十二》附方，条文曰：

治心胸中有停痰宿水，自吐出水后，心胸间虚，气满不能食。消痰气，令能食。

茯苓　人参　白术各三两　枳实二两　橘皮二两半　生姜四两

上六味，水六升，煮取一升八合，分温三服，如人行八九里进之。

病机是心胸中有停痰宿水，痰饮水湿停滞于心胸部位，郁阻气机，导致心胸气满，影响脾胃功能，表现为不能食（纳差）、胸满、胃满等。本方之所以能够令能食，是因为消痰气，是痰气、痰饮水湿导致的气满、不能食。

正如条文中所言，病机是"心胸间虚，气满不能食"，病因在于"心胸中有停痰宿水"，所以治法为"消痰气"，条文虽然简约，但病因、病机、治法一应俱全，值得细细体会。

1.《外台》茯苓饮益气扶正的基础是四君子汤。

四君子汤出自《太平惠民和剂局方》，原文认为：治荣卫气虚，脏腑怯弱，心腹胀满，全不思食，肠鸣泄泻，呕哕吐逆，大宜人参（去芦

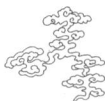

甘草（炙）茯苓（去皮）白术（各等分）上为细末。每服二钱，水一盏，煎至七分，通口服，不拘时，入盐少许，白汤点亦得。常服温和脾胃，进益饮食，辟寒邪瘴雾气。

《删补名医方论》：治面色痿白，言语轻微，四肢无力，脉来虚弱者。若内伤虚热，或饮食难化作酸，须加炮姜。

吴琨曰：夫面色痿白，则望之而知其气虚矣。言语轻微，则闻之而知其气虚矣。四肢无力，则问之而知其气虚矣。脉来虚弱，则切之而知其气虚矣。如是则宜补气。是方也，四药皆甘温，甘得中之味，温得中之气，犹之不偏不倚之人，故名君子。

四君子汤加陈皮，名异功散，再加半夏，名六君子汤。再加木香、砂仁为香砂六君子汤，治气虚痰饮，呕吐痞闷，脾胃不和，变生诸证者。治疗脾虚泄泻重证的参苓白术散也是源自本方。方歌：参苓白术扁豆陈，山药甘莲砂薏仁，桔梗上浮兼保肺，枣汤调服益脾神。

柯琴曰：古人治气虚以四君子，治血虚以四物，气血俱虚者以八珍，更加黄芪、肉桂，名十全大补，宜乎万举万当也。

《伤寒论》中虽然没有四君子汤，但是在《外台》茯苓饮、附子汤当中，已经有人参、白术、茯苓了。因此《外台》茯苓饮可以认为是四君子汤去甘草加橘枳姜汤而成。实际上茯苓饮要早于四君子汤，但不妨碍我们这么理解。

白术、茯苓也是常用的补虚祛湿的药物，《伤寒论》中多方均有苓、术，如桂枝去桂加茯苓白术汤、苓桂术甘汤、五苓散、真武汤、附子汤等。白术健脾祛湿，茯苓祛湿以健脾，合用能起到健脾益气兼祛湿的作用。

四君子汤中，苓、术补虚益气祛湿，人参甘草补中扶正益气。多个方证都用到人参、甘草补益，如小柴胡汤、桂枝加芍药生姜各一两人参三两新加汤、四逆加人参汤、白虎加人参汤、理中汤、炙甘草汤、温经汤等。

2.《外台》茯苓饮化饮、治标体现在橘枳姜汤。

《外台》茯苓饮可以分成两组药物，分别是参苓术、橘枳姜。其中参苓术是最常用健脾益气补虚、祛湿化饮的药对，加入甘草即为后世名方四君子汤。而橘枳姜亦是仲景常用药物。

橘皮、枳实、生姜合用为橘枳姜汤，出自《金匮要略·胸痹心痛短气病脉证治第九》。

胸痹，胸中气塞，短气，茯苓杏仁甘草汤主之，橘枳姜汤亦主之。

茯苓杏仁甘草汤方

茯苓三两　杏仁五十个　甘草一两

上三味，以水一斗，煮取五升，温服一升，日三服。不瘥更服。

橘枳姜汤方

橘皮一斤　枳实三两　生姜半斤

上三味，以水五升，煮取二升，分温再服。

橘枳姜汤温中行气化饮，治疗水饮内停所致的胸痹、气塞、短气等。陈皮、生姜合用为橘皮汤，出自《金匮要略·呕吐哕下利病脉证治第十七》：

干呕，哕，若手足厥者，橘皮汤主之。

橘皮汤方

橘皮四两　生姜半斤

上二味，以水七升，煮取三升，温服一升，下咽即愈。

陈皮苦温行气化饮、枳实行气破结利饮、生姜辛温化饮，一方面化饮，一方面都可以行气，适用于痰饮水湿伴有气机郁结的证候，治疗痰饮水湿郁阻气机所致的胸痹、胸中气塞、短气。水饮祛除、气机通利，上述症状自能缓解。

临床中心血管科常见的胸痹，不见得都是瘀血证，不见得都要活血
祛瘀，痰饮水湿郁阻的也并不少见，如本方证。

3.《外台》茯苓饮的基础方是枳术汤，体现了攻补兼施、标本兼治
的临床思维。

从祛邪扶正角度来看，《外台》茯苓饮的参苓术健脾益气，杜绝生痰
之源，治本为主，橘枳姜以消痰气、治标为主。因此本方也是攻补兼施、
扶正祛邪。

方中的枳实、白术合用为枳术汤，出自《金匮要略·水气病脉证并
治第十四》：

心下坚大如盘，边如旋盘，水饮所作，枳术汤主之。

枳术汤方

枳实七枚　白术二两

上二味，以水五升，煮取三升，分温三服，腹中软，即当散也。

枳实除结去满，白术补虚逐饮利水，治水气互结盘踞于心下，心下
坚满者。枳实行气治标，白术健脾化饮治本，枳术汤是攻补兼施的代表
方。参苓术是扶正为主，橘枳姜是行气化饮为主，《外台》茯苓饮可以看
作枳术汤的扩展方。

张元素将枳术汤变化为枳术丸，李东垣更多有发挥，在《内外伤辨
惑论》中有橘皮枳术丸等，其方后注曰："夫内伤用药之大法，所贵服之
强人胃气……此能用食药者也。此药久久益胃气，令人不复致伤也。"

痰饮水湿的产生归于太阴病里虚寒，脾胃虚弱则水饮代谢失常，久
之则水饮停蓄。肺为贮痰之器，脾为生痰之源，即是此意。临床治疗痰
饮水湿证，需要标本兼治，肺脾同调。既要祛除痰饮水湿的有形之邪，
还要健脾以恢复沉衰的机能，杜绝痰饮水湿产生的内环境，达到标本兼

治的治疗目的。《外台》茯苓饮在参术苓健运基础上，橘枳姜行气祛饮，合用则攻补兼施，较单纯温中健脾或攻逐水饮更符合临床治疗（见表 13）。

表 13　枳术丸与《外台》茯苓饮用药比较

	攻逐	补益
枳术丸	枳实	白术
《外台》茯苓饮	橘皮、枳实、生姜	人参、白术、茯苓

临床应用《外台》茯苓饮，需要注意以下要点：

1. 陈皮药量适当偏大。因太阴病里虚寒为痰饮水湿生成的病理基础，祛除水饮需以温中运化恢复机体功能为主，故祛湿多以调中、运中、畅中为核心，离不开辛温药物的疏利。陈皮性味温和，兼以行气除满，故而在橘枳姜汤中用量最重，为一斤。冯世纶教授强调《外台》茯苓饮中橘皮量可适当增大，临床常用 15g~30g，疗效明显。

2. 关于方中白术、苍术。在仲景年代，术并不分白术、苍术。后世才有白术、苍术的区别。《神农本草经》认为"术味苦温，主风寒湿痹"。术有白术和苍术之分，还有生用和炒用之分，具体的药效也是有所不同的。在湿象明显时，多用苍术燥湿祛湿，如九味羌活汤、白虎加苍术汤等。痰饮水湿明显者，多用苍术替代白术。太阴病便秘便干明显，用生白术，以健脾生津、润肠通便。

3. 方中常加半夏。加入辛温的半夏，则有小半夏汤、小半夏加茯苓汤、二陈汤等方义，增强了温中行气化饮的力度。且"心胸中有停痰宿水"，临床多见胃脘胀满、呕恶纳呆的表现，加入半夏亦有温中止呕和胃作用。故临床本方常加入半夏，不一定非要见到呕。

4. 重视方中生姜。一般用药，医者多视生姜、大枣、甘草为调和之药，可有可无，并不重视。在痰饮水湿治疗中，生姜辛温祛饮为主药，且《外台》茯苓饮中生姜四两，用量最大，橘枳姜汤中生姜半斤。故对于太阴病痰饮水湿证时，生姜用药不可或缺，需要重视。

5. 注意攻补比例。《外台》茯苓饮为攻补兼施治法，临床运用本方需要重视方中攻补的比例，参苓术为补，橘枳姜为攻，根据虚实比例动态调整。当仿照后世枳术丸比例，如虚多、补多则多用参苓术，饮多、攻多则多用橘枳姜，达到标本兼治，在祛除痰饮水湿短期目标的同时更加看重恢复脾胃运化的远期疗效。

我们先来看一则医案。

靳某，男，39岁，西安人，2016年8月就诊，诉胸骨后堵塞感半年余，诉在当地因服用寒凉药物导致病情越来越重，以至于不能工作，辞职求医。刻下症见：胸骨后堵塞感，口中和，纳可，略有胃胀，大便2~3日1行，成形，小便乏力，足踝以下凉，略恶寒。舌淡暗，有齿痕，苔薄，右手脉沉，左手脉沉弦。

四诊合参，病位在里，病性为阴，辨证为太阴病痰饮水湿，胸骨后堵塞感，考虑痰湿郁阻气机明显，在温阳化饮的基础上，行气除满，《外台》茯苓饮加减。

处方：

党参 10g　生白术 15g　茯苓 15g　陈皮 30g

枳壳 10g　清半夏 15g　干姜 6g　杏仁 10g

7剂，水煎服。

微信里回复说服1剂药自觉胸口的气就散掉了，服1周后胸口堵塞感消失，呼吸通畅。继续给予《外台》茯苓饮加减治疗巩固疗效。

胡希恕先生的医案。

宋某，女性，44岁，1965年10月29日初诊。腹胀、纳差已多年，经针灸、中药理气等法治疗，症或有减，但停药后，腹胀、纳差如前。近状：腹胀、纳差、乏力、短气、下肢浮肿、小便短少、大便溏，苔薄少，脉沉细弦。

证属胃虚饮停，治以温胃化饮，与茯苓饮加味：

党参 10g　陈皮 30g　枳实 10g　茯苓 15g

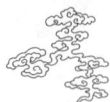

苍术 10g　生姜 10g　半夏 12g

结果：上方服 1 个月余，腹胀消，纳如常。1966 年 3 月 11 日随访如常人。

在本案辨证过程中，我们需要重视脉沉细弦，这是一个虚、不足的脉象，同时苔薄、便溏、乏力、气短、下肢浮肿、小便短少，属于太阴病的痰饮水湿，郁阻气机，则表现为腹胀、纳差、短气，所以用《外台》茯苓饮加减。可以发现胡希恕先生用原方加上一个半夏，和上面的分析是一致的。

《外台》茯苓饮，含有四君子汤、异功散、橘枳姜汤、橘皮汤、枳术丸等方义，在健脾的基础上注重水饮的祛除和气机的流通。《外台》茯苓饮适应证，应以太阴病痰饮水湿、气机郁阻为病机，症状表现在心胸部位的水气郁结，如胸闷气短、咳痰喘、胸痹、胃脘胀满、纳差等。《金匮要略·水气病脉证并治第十四》说："脉得诸沉，当责有水。"也反映了痰饮水湿郁阻气机，气机不畅而表现为脉沉。

《外台》茯苓饮再加半夏，和六君子汤近似。其以胸闷气短、胃脘胀满为主症，辨证为太阴病痰饮水湿证，我多用本方加减，效果满意。半夏厚朴汤中没有参苓术，侧重于祛除痰饮水湿。而《外台》茯苓饮有参苓术，虚实夹杂，本虚标实，攻补兼施。临床可以根据辨证施治（见表 14）。

表 14　四君子汤、《外台》茯苓饮、六君子汤用药比较

	相同药物	不同	
四君子汤			炙甘草
《外台》茯苓饮	参、苓、术	橘、枳、姜	
六君子汤		陈皮、半夏	炙甘草

《外台》茯苓饮加半夏，有六君子汤方义。在四君子汤基础上，痰饮水湿较轻，加陈皮、半夏，即六君子汤。在四君子汤基础上，痰饮水

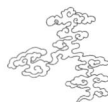

湿较重、郁阻气机明显，去掉不利于利水的甘草，加入橘枳姜，即《外台》茯苓饮。因此六君子汤、《外台》茯苓饮都有健脾祛湿行气作用，但《外台》茯苓饮祛饮行气力量更大，可以认为是六君子汤的加强版。

对于《外台》茯苓饮，在临床中多有应用机会，呼吸系统的咳痰喘有机会，心血管病的胸痹有机会，消化系统的纳差、消化不良更是不用说。本方较一般温补方剂等更胜一筹，蕴含着后世的健脾补虚、温中祛饮、调畅气机、肺脾同调、培土生金等治法，值得临床细细体悟。

太阴病病机为里虚寒，机体功能沉衰，更容易导致水液代谢敷布失常而产生痰饮水湿，因此我们把痰饮水湿归属于太阴病。肺为娇脏、清虚之体，肺主一身之气，有痰饮水湿的时候更容易影响气机，从而影响肺的宣发肃降，导致呼吸系统疾病的咳痰喘，因此痰饮水湿与呼吸系统咳痰喘等主症密切相关。《外台》茯苓饮条文虽然以气满、不能食为主症，但临床中，心胸中的停痰宿水同样可以导致呼吸系统的咳痰喘。因此呼吸系统疾病的咳痰喘，若辨证为太阴病痰饮水湿证，《外台》茯苓饮也是常用方剂。

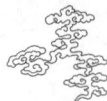

第44节　牡蛎泽泻散

牡蛎泽泻散方证也是痰饮水湿方证。

《金匮要略·水气病脉证并治第十四》：师曰：诸有水者，腰以下肿，当利小便，腰以上肿，当发汗乃愈。

395. 大病瘥后，从腰以下有水气者，牡蛎泽泻散主之。

牡蛎熬　泽泻　蜀漆暖水洗，去腥　葶苈子熬　商陆根熬　海藻洗，去咸　栝楼根各等分

上七味，异捣，下筛为散，更于臼中治之，白饮和服方寸匕，日三服。小便利，止后服。

腰以上肿，偏于表证，从汗法论治，腰以下肿，偏于里证，从二便祛除，强调的是因势利导的原则。一般认为越婢汤、小青龙汤是腰以上肿当发汗的代表方，五苓散、牡蛎泽泻散可以看作腰以下肿当利小便的代表方。

从条文来看，大病瘥后，邪去正虚，属于太阴病范畴。腰以下有水气，当属于太阴病，可以用理中汤合五苓散来治疗。

泽泻、蜀漆、葶苈子、商陆根、海藻，利水祛湿化痰。

牡蛎、栝楼根滋阴润燥清热，如柴胡桂枝干姜汤中有牡蛎、栝楼根的配伍。

从用药来看，方中只有泽泻用于淡渗利水，蜀漆、葶苈子、商陆根、海藻都属于化痰散结作用，可见本方证属于顽固性的痰饮水湿，不是五苓散、猪苓汤的淡渗利水能够祛除的。

水饮证，往往伴有小便不利，方后注有"小便利，止后服"，也说明本方证存在小便不利。以方测证来看，牡蛎泽泻散并无温阳、益气作用，主要是利水，兼有滋阴、清热作用，其方证属于水饮内停而正气不虚，伴有轻度的津伤、化热的情况。因此本方适应证为：水停腰以下，下肢水肿为主，正气相对不虚，顽固性痰饮水湿，兼有轻度的津伤、化热。故冯老将本方证归入阳明病范畴。

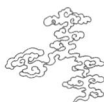

第 44 节　牡蛎泽泻散

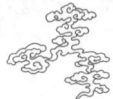

第45节　太阴病痰饮水湿方证串讲

阳虚的时候更容易产生痰饮水湿，所以痰饮水湿证归属于太阴病，化热了就是太阴阳明合病。合并有表不解的，就是外邪里饮。痰饮水湿的方证并不少，也是临床常用的，我们需要掌握。

太阴病篇很多方证和痰饮水湿相关。太阴病，里虚寒，脏腑功能沉衰不足，更容易形成痰饮水湿，所以要用温药和之。单纯的痰饮水湿归属于太阴病。痰饮水湿化热，这个热需要清，就变成了太阴阳明合病。

先理解痰饮水湿的病理特点：湿为阴邪，易伤阳气；湿性重浊，其性黏滞，易阻气机；湿性趋下，缠绵难愈，病程长；易犯脾胃。就可以推导出常见的症状表现了。

痰饮水湿的常见症状就是其诊断标准：

1. 舌诊：舌体胖大齿痕、苔润腻滑。

2. 典型症状：小便不利、口不渴或饮水不多。

3. 常见症状：水饮上逆攻于头部则眩晕、耳鸣等；上逆于咽则咽痒、咽有异物感；水停心下则心下悸；凌心则心悸；射肺则咳、痰、喘；郁阻胸中气机则胸闷、胸痹；逆于胃则呕；常伴见胃肠消化系统症状：脘痞、呕恶、纳呆、二便异常；水饮泛溢于体表则肌肤四肢水肿沉重。

症状越多，诊断的准确率越高。

常见方证：单纯的治疗痰饮水湿的代表方有小半夏加茯苓汤、苓桂术甘汤、苓桂枣甘汤、茯苓甘草汤、五苓散、十枣汤，气机郁阻明显的有半夏厚朴汤、《外台》茯苓饮、旋覆代赭汤、厚姜半甘参汤。化热的代表方是猪苓汤，严格说起来，大陷胸汤方证、小陷胸汤方证、茵陈蒿汤方证，都属于痰饮水湿化热的方证。陷入于阴证，代表方是真武汤。

桂枝去桂加茯苓白术汤方证，包括真武汤方证、白通汤方证，都有表证，却不用桂枝解表，而用生姜或葱白解表，这个道理大家一定要明白。解表就是发汗，属于汗法。发汗就会伤津液，因此阳气津液相对虚弱的情况下，即使有表证，也要避免发大汗，避免损伤津液阳气，甚则舍表救里。所以就有了桂枝去桂，保留生姜解表的思维，真武汤、白通汤分别用生姜、葱白来解表，强调了汗吐下三法祛邪的时候，也要始终关注人体的津液和阳气，即《医学三字经》所谓的"存津液、是真诠"。

中医的治则是扶正祛邪，大家可能更关注祛邪，但祛邪的目的是扶正，所以扶正比祛邪更加重要，尤其在三阴证的治疗上，治疗的重点要放在扶正上面，扶正以祛邪，这就是为何一个阴证的表证，如果阳气虚损明显，如下利清谷的时候，即使有表证，也要舍表救里。

阳虚重证是否还会合并水饮？

一切皆有可能。就像四逆汤方证，除了阳虚外还合并有水饮，表现为下利清谷。真武汤方证病机为阳虚水泛，阳虚和水饮并存，同时存在着津液不足，所以在温阳利水的同时用芍药养津液。我们强调辨证论治、有是证用是方。在四逆加人参汤方证基础之上伴有水饮的烦躁，那就加茯苓，在阳虚水饮基础之上，有津液不足的，那就加白芍，比如真武汤。

附子汤方证和真武汤方证比较近似，都是阴证，都含有附子、茯苓、白术、芍药，前者用人参、后者用生姜，前者补虚为主。从条文看附子汤方证也有表证，但没有用生姜，体现了阳气津液亏虚明显时要舍表救里的思想。后者有解表作用、表里双解。

十枣汤方证是痰饮水湿重证，正气尚不虚，亦未化热，故用十枣汤攻逐水饮。在临床应用的时候，也可以考虑用控涎丹来替代。痰饮水湿的生成归属于太阴病，此时虽然正气不虚，依然把十枣汤方证归于太阴病方证。化热后形成水热互结证，热重则归属于阳明病为主，可用大陷胸汤攻逐水热。痰热互结于心下，用小陷胸汤。

痰饮水湿证，症状复杂，以头部症状为主的，考虑水饮上冲，我们可以考虑苓桂术甘汤为代表方，常常加上半夏，因为半夏也有化痰降逆的作用。如果以咽部异物感、梅核气为主的，用半夏厚朴汤。以胸部、胃脘胀满的，考虑《外台》茯苓饮。以心下痞、嗳气不除（呃逆）为主，选择旋覆代赭汤。以腹部胀满为主的，考虑厚姜半甘参汤。以口渴、小便不利为主症，考虑五苓散。如果化热了，存在水饮、津伤化热，考虑猪苓汤。阳虚水饮，四肢水肿或表证不解，用真武汤。

水饮泛溢于体表，归属于表证，多离不开麻黄的应用。表实、正气不虚，用大青龙汤、小青龙汤。如病溢饮者，当发其汗，大青龙汤主之，小青龙汤亦主之。合病里热，属于太阳阳明合病，用越婢汤。表虚，用《金匮要略》的防己黄芪汤。表证轻而阳虚明显，用生姜解表的真武汤。

这样就能把痰饮水湿的相关方证串下来了，大家一定要有整体观、有体系地去学习。

病痰饮者，当以温药和之，痰饮水湿证，要重视生姜、干姜的应用。

生姜是厨房必备之品，也是药食同源，说明生姜相对平和，属于基础药物。

生姜的两大功效：①辛温解表，如桂枝汤中就有生姜。②温化痰饮，如小半夏汤、半夏厚朴汤等用生姜。和胃止呕也源自生姜的温化痰饮作用。

干姜的两大功效：①温阳，没有解表作用。②辛温化寒性水饮。如小青龙汤中用干姜温化水饮。

病位在里，病性为阴，同时有水饮，就是干姜的最佳适应指征。从后世脏腑辨证来看，肺、脾、肾虚寒兼有水饮，都是使用干姜的指征，如甘草干姜汤、理中汤、四逆汤、小青龙汤等。如甘草干姜汤治疗的"肺痿吐涎沫，必遗尿，小便数"，理中汤治疗的"喜唾，久不了了，胸上有寒"，小青龙汤治疗的"伤寒表不解，心下有水气"。

第 46 节　太阴病相关条文

大家比较重视有方药的条文，容易忽略没有方药的条文，其实《伤寒论》每一个条文都是仲景先师临床经验的凝结，都能体现其临床思维，我们可以把每一个条文看作仲景的医案，来学习六经辨证思维。解读没有方证的太阴病条文如下。

190. 阳明病，若能食，名中风；不能食，名中寒。

本条的阳明病，指的是胃肠系统疾病，根据能食不能食分为中风、中寒，中风是阳明病、中寒是太阴病。一般来说，内热情况下，机体功能亢奋，热能消谷善饥，属于能食，是阳明病。有寒的情况下，机体功能沉衰不足，脾胃功能虚弱，不能食，是太阴病。我们以张飞、林黛玉为例，张飞是里阳证的阳明病，能食。林黛玉是里阴证的太阴病，不能食。

191. 阳明病，若中寒者，不能食，小便不利，手足濈然汗出，此欲作固瘕，必大便初硬后溏。所以然者，以胃中冷，水谷不别故也。

本条虽然冠名阳明病，但实际上讲的是太阴病，要从具体症状来辨证，不能被条文的冠名所误导。此处的阳明当指胃肠系统疾病。

里证分阴阳，里阳证阳明病，常见能食、大便难、小便利、手足濈然汗出，当下之，如承气汤方证。里阴证太阴病，常见不能食、小便不

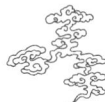

利、大便溏泄或初硬后溏，当温之，如理中、四逆辈。

阳明病，若中寒者，不能食，和第190条是同一个意思，属于里寒（阴）证的太阴病。消化功能沉衰不足，故不能食、小便不利、大便初硬后溏。如果是阳明病，是不会大便前干后溏的。此处的手足濈然汗出，并非阳明病里热盛逼迫津液外泄的汗出，而是机能虚弱不能固敛导致的汗出、津液丢失。

固瘕，历代解释不一。《医宗金鉴》认为："固瘕者，大瘕泻也，俗谓之溏泻。固者，久而不止之谓也。"从条文来看，是从大便初硬后溏判断此欲作固瘕，可以参考《医宗金鉴》的解释，大便初硬后溏，看似实证，实际是虚证的溏泄，故曰瘕（假）。

所以然者，以胃中冷，水谷不别故也。

可能是后人加入的解释。胃中冷，属于太阴病，津液代谢敷布失常，水谷不别，导致小便不利、大便初硬后溏。

194. 阳明病，不能食，攻其热必哕。所以然者，胃中虚冷故也。以其人本虚，攻其热必哕。

阳明病，不能食，结合第190条、第191条，属于中寒所致。即本条说的"所以然者，胃中虚冷故也"。本条文的阳明病指的是消化系统疾病，不是六经的阳明病，而是太阴病。

本条是太阴病的不能食，胃中虚冷，当温之补之，攻其热是治疗阳明病的，是错误的治疗，因此攻其热必哕。如何治疗呢？太阴病的虚冷、不能食，可参考《外台》茯苓饮或香砂六君子汤加减，寒重可加干姜、附子。

195. 阳明病，脉迟，食难用饱，饱则微烦头眩，必小便难，此欲作谷瘅。虽下之，腹满如故。所以然者，脉迟故也。

阳明病，脉迟，本条实际上讲的是太阴病。因太阴病胃肠功能沉衰不足，故一方面纳差，如第194条的不能食，一方面食难用饱，不是吃不饱，而是吃饱了不舒服，所以食难用饱，不能吃得太饱，若进食过多过饱，超过了机体消化能力，饱则微烦头眩、小便难，也是津血不足的表现。

虽下之，腹满如故。

说明本身就存在腹满症状。从症状来看，小便难、微烦头眩、腹满，其中小便难（小便不利）是因为存在痰饮水湿，腹满为痰饮水湿郁阻气机，微烦头眩有痰饮水湿化热的原因，容易出现湿热的黄疸。因为"食难用饱，饱则微烦头眩"，故曰"欲作谷疸"。

谷瘅，即谷疸，黄疸的疸。《金匮要略·黄疸病脉证并治第十五》分为谷疸、女劳疸、酒疸。

趺阳脉紧而数，数则为热，热则消谷，紧则为寒，食即为满。尺脉浮为伤肾，趺阳脉紧为伤脾。风寒相搏，**食谷即眩，谷气不消**，胃中苦浊，浊气下流，小便不通，阴被其寒，热流膀胱，身体尽黄，名曰谷疸。额上黑，微汗出，手足中热，薄暮即发，膀胱急，小便自利，名曰女劳疸；腹如水状不治。心中懊憹而热，不能食，时欲吐，名曰酒疸。

谷疸之为病，**寒热不食，食即头眩**，心胸不安，久久发黄，为谷疸，茵陈蒿汤主之。

条文强调谷疸是"食谷即眩，谷气不消"；"寒热不食，食即头眩"，说明谷疸是与进食相关的黄疸。正如本条所谓的"食难用饱，饱则微烦头眩"。

本条是脉迟的太阴病的腹满，是不能攻下的，因为不是邪实，原因在于正虚，当扶正益气，按后世的说法就是塞因塞用，可考虑厚姜半甘参汤，在补益基础上通利气机。

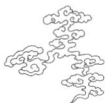

245. 脉阳微而汗出少者，为自和也，汗出多者，为太过。阳脉实，因发其汗，出多者，亦为太过。太过者，为阳绝于里，亡津液，大便因硬也。

脉阳微，在桂枝汤条文的时候提过，脉浮属表、属阳，脉沉属里、属阴。关前脉属阳、关后脉属阴。此处脉阳微，有津血不足，汗出少是符合脉象表现的。如果脉弱，汗出多，是不正常的，甚至有阳脱的表现。临床上，脉与证要相应，比如一个青壮年男性，脉象沉弱无力，不正常。八九十岁老人脉当弱，但脉弦滑有力，也不正常。

脉阳微，即浮取脉微弱，津血不足，汗出少，脉证相应，为自和。如果汗出过多，就是太过。若表证未解，可考虑桂枝加附子汤，若表证已解，可考虑芍药甘草附子汤。

阳脉实，如麻黄汤方证的脉浮紧有力，给予发汗，也是强调微微汗出，不能因为麻黄汤发汗力量大就去发大汗，仍然是用最小的汗出祛邪即可。发汗过多，也会过汗伤津液，甚至伤阳气，也属于太过。过多的发汗，损伤津液，表的津虚阳虚则恶寒、恶风更甚，或虚性身体疼痛，可考虑桂枝加芍药生姜各一两人参三两新加汤或桂枝加附子汤。里的津虚阳虚，肠道津液不足则大便干燥、便硬，归属于太阴病，可考虑小建中汤。

20. 太阳病，发汗，遂漏不止，其人恶风，小便难，四肢微急，难以屈伸者，桂枝加附子汤主之。

62. 发汗后，身疼痛，脉沉迟者，桂枝加芍药生姜各一两人参三两新加汤主之。

274. 太阴中风，四肢烦疼，阳微阴涩而长者，为欲愈。

有太阳伤寒、太阳中风，有太阴中寒、太阴中风。

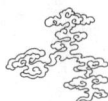

有医家认为是太阳中风传入太阴，故名太阴中风。其实临床上，更关注当下的证，辨证论治，并不太关注病证由何传变而来。正如大承气汤方证，不论是从太阳病、还是少阴病传变而来，只要见到大承气汤方证，就归于阳明病，给予大承气汤治疗。

太阴中风，四肢烦疼，可以理解为在太阴病基础上，伴有表证（四肢烦疼）未解。浮取为阳、沉取为阴。中风表证未解，脉当浮，阳微，即浮取脉微，说明表证较轻。阴涩，即沉取脉涩不足，属于太阴。但太阴病脉当沉弱或短或迟，此时脉虽阳微阴涩，但脉长不短，脉长是实脉、脉短是虚脉，脉长说明正气来复或正气不虚，加上表证已轻（浮取脉微），故曰为欲愈。

340. 病者手足厥冷，言我不结胸，小腹满，按之痛者，此冷结在膀胱关元也。

本条症状有小腹满，大陷胸汤方证也有小腹硬满，需要鉴别。

137. 太阳病，重发汗而复下之，不大便五六日，舌上燥而渴，日晡所小有潮热，*从心下至少腹硬满*，*而痛不可近者*，大陷胸汤主之。

结胸是阳明病水热互结于胸腹。第340条手足厥冷、小腹满、按之痛、冷结在膀胱关元，说明这是一个太阴寒实证，本身是阴证，但寒邪凝聚，本虚标实。小腹满、按之痛，喜按为虚、拒按为实，这里是邪实、并非正气实。言我不结胸，即除外了结胸证。

病机是冷结在膀胱关元，反推应该存在小便清长、腹部凉等里寒症状。寒凝在少腹，血得温则行、得寒则凝，冷结于膀胱关元，也往往会进一步导致瘀血内停。

桃核承气汤方证、抵当汤方证、抵当丸方证也有少腹部位的硬满、疼痛，属于阳明病，瘀热互结，称之为阳明蓄血证。

106. 太阳病不解，热结膀胱，其人如狂，血自下，下者愈。其外不解者，尚未可攻，当先解其外；外解已，**但少腹急结者，乃可攻之**，宜桃核承气汤。

124. 太阳病六七日，表证仍在，脉微而沉，反不结胸，其人发狂者，以热在下焦，**少腹当硬满**，小便自利者，下血乃愈。所以然者，以太阳随经，瘀热在里故也。抵当汤主之。

125. 太阳病身黄，脉沉结，**少腹硬**，小便不利者，为无血也。小便自利，其人如狂者，血证谛也，抵当汤主之。

126. 伤寒有热，**少腹满**，应小便不利，今反利者，为有血也，当下之，不可余药，宜抵当丸。

治疗上，因存在手足厥冷的四逆表现，阳气已虚，需要用附子、干姜。但有邪实（寒凝），还需温散寒凝，如《金匮要略》的大建中汤、大乌头煎等，有机会应用。若伴有大便难，需要温下，如大黄附子细辛汤等。同时可配合艾灸关元。

《金匮要略·腹满寒疝宿食病脉证治第十》：

心胸中大寒痛，呕不能饮食，腹中寒，上冲皮起，出见有头足，上下痛而不可触近，大建中汤主之。

腹痛，脉弦而紧，弦则卫气不行，即恶寒，紧则不欲食，邪正相搏，即为寒疝。绕脐痛，若发则白汗出，手足厥冷，其脉沉弦者，大乌头煎主之。

胁下偏痛，发热，其脉紧弦，此寒也，以温药下之，宜大黄附子汤。

358. 伤寒四五日，腹中痛，若转气下趋少腹者，此欲自利也。

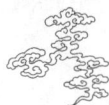

里证的时候，机体排邪的途径就是通过大便、小便排出，或者女性的经血。临床上大家应该有腹部着凉后，腹中痛，上厕所后就能缓解腹痛的经历。

腹中痛、转气下趣（趋）少腹的症状，就类似腹部着凉后想拉肚子的表现。转气下趣少腹，就是有气往少腹部位走，身体就知道要上厕所拉一拉，通过排便来排邪，就能缓解腹痛。治疗上可考虑理中汤或附子理中汤或四逆汤。

第47节　死证多在太阴病

病证是正邪斗争的状态反应，扶正祛邪是治病的原则。正气足的病证相对容易治疗，正气虚的病证治疗难度大。三阳证可以出现急证，如太阳病麻黄汤方证，发热恶寒者，发于阳也，虽然高热，但并不危及生命。相反少阴病的外感，无热恶寒，虽然低热，但相对更重，甚至阳虚的高龄患者，一个少阴病的外感就能导致死亡。阳明病的承气汤方证，高热、腹胀、腹痛症状虽是急证、重证，但太阴病的下利清谷、四肢厥逆、脉微细欲绝，才是危证、更容易死亡。

因此三阳证（正气足）相对容易治疗，三阴证（正气虚）更复杂、治疗难度更大。阳证的时候，可以有急证、重证，但相比而言，危重证更常见于阴证，死证更多在阴证。

病位是正邪交争的部位，表证就是正邪斗争于人体的边境线（体表），里证就是正邪交争于机体的里部（胃肠系统）。

我们形象地举例，表证的时候，正邪交争于体表，就像敌人攻打侵略某个国家，战争首先发生在边境线，此时里部（里证）相对平稳，并不出现内在二便、胃肠功能的异常，病情并不危急。只有正退邪进，敌人攻破边境线，入里，攻打到首都，正邪交争于里的时候，病情就更重、更危险，就有亡国（死亡）危险。因此死证在里证，而不是表证或半表半里证。

结合起来，就是死证多见于里证、阴证，即里阴证的太阴病。

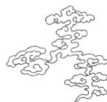

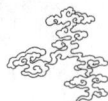

在《伤寒论》中，有冠名为少阴病的死证条文：

294.少阴病，但厥无汗，而强发之，必动其血，未知从何道出，或从口鼻，或从目出者，是名下厥上竭，为难治。

295.少阴病，恶寒，身蜷而利，手足逆冷者，不治。

296.少阴病，吐利躁烦，四逆者死。

297.少阴病，下利止而头眩，时时自冒者死。

298.少阴病，四逆，恶寒而身蜷，脉不至，不烦而躁者死。

299.少阴病，六七日，息高者死。

300.少阴病，脉微细沉，但欲卧，汗出不烦，自欲吐，至五六日自利，复烦躁，不得卧寐者死。

上述条文，冠名是少阴病，依据条文的症状，实际上都是太阴病。前面也讲了，死证多在太阴，不是少阴，那为何仲景把上述死证条文冠以少阴病？也就是大家说的，为何死证条文多在少阴？

在"扁鹊见桓公"的故事中，君有疾在腠理……最后病入膏肓不治而亡，说明一个道理，大多疾病都是外感，初起君有疾在腠理，传入半表半里，入里而加重。所以《伤寒论》强调表证的论治，太阳病篇的篇幅占比更大。《内经》"善治者治皮毛……治五脏者半死半生"，也强调表证论治的重要性。

少阴病的外感，要比太阳病的外感更重、更危险。表阳证的时候，正气不虚，表证可持续时间相对长。表阴证的时候，少阴之为病，脉微细，但欲寐也。要明白脉微细、但欲寐的背后是正气不足，气血阴阳虚衰不足，血弱气尽腠理开，邪气更容易入里，由表阴证入里传变为里阴证的太阴病，更容易出现急危重证，甚至死亡。

因此少阴病的时候，若不妥善治疗，邪气很快入里，病情加重，成为太阴病，需要高度重视，所以仲景把死证多放在了少阴病篇，也是为了警示医者要重视表证，重视表阴证少阴病的治疗。正如六经篇中，是以太阳病篇内容最多，仲景在少阴病篇条文中多有死证的描述，示人以规矩。但实质上，死证多在太阴而不是少阴。

294.少阴病，但厥无汗，而强发之，必动其血，未知从何道出，或从口鼻，或从目出者，是名下厥上竭，为难治。

少阴病，病位在表的阴证，本需要温阳扶正强壮发汗，但患者出现了四肢厥逆，说明津血不足明显，需要舍表救里，若不顾津液的虚，强发汗，就会更损津液、阳气，导致动血出血，属于阳虚的出血、不是热盛迫血妄行的出血。津血同源，本身津液阳气就虚弱，出血导致津血衰竭，下厥上竭。正气、津血大伤，为难治。如何治疗？用四逆加人参汤勉为其难。

295.少阴病，恶寒，身蜷而利，手足逆冷者，不治。

少阴病，恶寒，身蜷缩，下利，手足逆冷，是阳虚、津液不足不能濡养，即恶寒、精神差、下利、四逆的四逆汤方证，治疗难度大。此时即使有表，也不能解表，要舍表救里，以救津液、顾护阳气为主。如果发汗，就犯了第294条的错误：强发之，必动其血……为难治。不治的意思是难度大，治疗上可考虑四逆汤或通脉四逆汤。

296.少阴病，吐利躁烦，四逆者死。

吐、利都是里证，四逆是阳气津血不足的表现，此时当精神状态差、但欲寐，却出现了躁烦，是阴证阳虚的躁烦，是阴阳格拒的表现，说明病情危重，故曰死。可用通脉四逆汤或通脉四逆加猪胆汤，用猪胆汁来

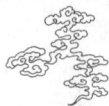

佐助格拒的治疗。

298. 少阴病，四逆，恶寒而身蜷，脉不至，不烦而躁者死。

四逆、恶寒、身蜷缩、脉不至，都是阴证、阳虚四逆汤方证的外在症状表现。出现躁，属于阴阳格拒、阴盛格阳、真寒假热，故曰死。可用通脉四逆加猪胆汤。本条类似第 295 条、第 296 条的结合。

297. 少阴病，下利止而头眩，时时自冒者死。

下利止，这里是因为利无可利，才下利止，不是阳气来复的下利止。头眩，可能有水饮上逆，阳虚、水饮上逆，时时自冒，治疗难度大，故曰死，可考虑茯苓四逆汤。

299. 少阴病，六七日，息高者死。

少阴病为表阴证，正气虚弱，邪气更容易入里传变。所以少阴病，六七日，往往入里传变为太阴病，因为正气虚弱，功能沉衰，应当息弱，就像林黛玉一样声音低弱、呼吸声低，但此时息高，呼吸喘促有力，类似第 296 条、第 298 条的阴证阳虚却出现躁，属于假象的亢奋，脉症不符，正虚邪盛，故曰死。此时治疗，当以温阳扶正为主，依然离不开四逆辈。

300. 少阴病，脉微细沉，但欲卧，汗出不烦，自欲吐，至五六日自利，复烦躁，不得卧寐者死。

阴证，脉微细沉，欲卧，汗出，阳气津液虚损，不烦，说明尚未出

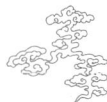

现格拒，此时舍表救里，桂枝加附子汤也不用，直接用四逆汤治疗。

欲吐，至五六日自利，出现了里证，类似白通汤方证的"少阴病、下利"。自利说明津液更虚，复烦躁、不得卧寐者，类似第296条的"躁烦"、第298条的"燥"，说明阴阳格拒、阴盛格阳，故曰死。治疗可考虑通脉四逆加猪胆汤。

死证，就是急危重证。急指的是症状急迫，如太阳病的高热40℃、阳明病腑实证的神昏谵语，病情急迫，病情急、病情重，但只要正气不虚，就不是危证。一旦正气虚弱明显，无论邪气盛还是衰，都是急危重证。就像战争期间，只要我方的防守力量（正气）充足，就不怕。如果防守力量（正气）明显不足，无论敌人力量强弱，敌人将很快攻破我方防线、导致我方陷入失败境地，就是急危重证。

三阳证，正气不虚，正邪交争有力，症状虽然急迫、病情重，但并不危。只有正气虚衰明显，才是危证，才容易死亡。比如西医学说的免疫功能低下，白细胞很低的时候，需要入住层流病房，即使没有发热、感染，也是危重证，因为一旦感染，就直接危及生命。机体免疫力弱的时候，一个微弱的感染就可能导致死亡，一个高龄的阳虚老人，一个感冒就可能送命，道理是一样的。

上述条文，虽然冠名为少阴病，其实都是陷入于太阴的问题，不是单纯的少阴病。类似林黛玉的少阴病外感后，入里传变，形成了少阴太阴合病或太阴病。见到了精神萎靡、下利清谷、手足逆冷、脉微细欲绝的休克状态，病情危重，需要四逆汤、通脉四逆汤回阳救逆，或可挽救于一二。如果再出现了烦躁、发热、息高、不得卧寐等阴盛格阳的表现，限于当时医疗条件，治疗难度大，故曰死。

在当前，有西医学的各项生命支持，如呼吸机、ECMO等，不见得死。在西医学的生命支持配合下，积极辨证论治即可，应明白以回阳、顾护人体阳气津液为主要治疗方向。

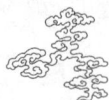

第48节　太阴病的由来

辨证要辨病位、辨病性，六经的本质是三个病位、两个病性构成的六个诊断，称之为六经或者六病。在六经体系下，从病性而言，世间疾病不是阴证就是阳证。从病位而言，世间疾病只有三种，表证、里证、半表半里证。从六经而言，世间疾病只有六个证。

病位在八纲辨证看来只有表和里，这就是《医宗金鉴》强调的"漫言变化千般状、不外阴阳表里间"。六经辨证的病位是表、里、半表半里，比八纲辨证多了一个半表半里病位。这样三个病位各有阴阳，就形成了三阴三阳的六经辨证体系。

表 15　六经实质（见表 15）

	阳（实、热）	阴（虚、寒）
表	太阳病	少阴病
半表半里	少阳病	厥阴病
里	阳明病	太阴病

在阳明病篇，我们已经详细解释了，里证，是正邪交争的病位，指的是疾病的症状反应于胃肠消化系统，以胃肠消化系统症状为主，就是里证。消化科的疾病不见得一定是里证，反之，皮肤疾病也有可能存在里证。

辨出里证，还要继续辨阴阳。机体功能亢奋者为阳证，机体功能沉

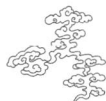

衰不足者为阴证。无论何种疾病，只要同时符合里证、阳证的诊断标准，是里阳证，仲景称之为阳明病，可以作为阳明病的诊断标准。反之，同时符合里证、阴证的诊断标准，是里阴证，仲景称之为太阴病，可以作为太阴病的诊断标准。

277. 自利不渴者，属太阴，以其脏有寒故也，当温之，宜服四逆辈。

373. 下利欲饮水者，以有热故也，白头翁汤主之。

通过这两条，可以清晰地看出，对于以下利为代表的里证，要进一步辨阴阳。通过寒热、虚实来达到辨阴阳的目的。仲景通过渴与不渴，辨出寒热，进而得出阴阳的结论。自利不渴，属太阴，当温之，用四逆辈；反之自利而渴（欲饮水）属阳明，当清之，用白头翁汤。

太阴病的本质是病位在里的阴证，具体表现为里虚证、里寒证。从太阴病提纲条文第 273 条看出，常见的症状就是胃肠消化道的症状反应。从第 277 条可以看出太阴病的病机为里虚寒。人体里部主要指的是胃肠消化系统，因胃肠消化系统在腹部，故里证主要症状表现多见于胃肠消化系统、腹部、二便、月经异常。

273. 太阴之为病，腹满而吐，食不下，自利益甚，时腹自痛。若下之，必胸下结硬。

察色按脉先别阴阳，辨阴阳是基本功。从病性而言，世间疾病不是阴证就是阳证。之前讲过，是通过望闻问切，通过辨寒热、虚实来达到辨阴阳的目的。阴阳是辨证的总纲、是辨证的结论。其中虚实，不是邪气盛则实、正气夺则虚，而是正气的虚实，强调正气的虚实决定了寒热状态，进而决定了阴证阳证。因此辨阴阳的本质是辨正气的虚实。正气足则是实证、热证，即阳证。正气虚则是虚证、寒证，即阴证。

单纯的虚证、寒证、阴证，归属于太阴病，阴证是怎么来的？

59. 大下之后，复发汗，小便不利者，亡津液故也。勿治之，得小便利，必自愈。

60. 下之后，复发汗，必振寒，脉微细。所以然者，以内外俱虚故也。

61. 下之后，复发汗，昼日烦躁不得眠，夜而安静，不呕，不渴，无表证，脉沉微，身无大热者，干姜附子汤主之。

通过上述条文，可以发现，更多在于临床辨证错误，导致了错误治疗，如上述条文的大下之后、复发汗等，错误的汗吐下，反复损伤人体津液、阳气，导致陷入于阴证。类似一个张飞被活生生地错误治疗成了林黛玉。

为什么有些患者外感就容易直中入里，表现为胃肠型感冒呢？就是说明他的胃肠比较虚，外感邪气直中入里，哪里虚，邪气就往哪里去，邪之所凑，其气必虚。虚人外感建其中，就说明虚人的胃肠功能是弱的。

60. 下之后，复发汗，必振寒，脉微细。所以然者，以内外俱虚故也。

61. 下之后，复发汗，昼日烦躁不得眠，夜而安静，不呕，不渴，无表证，脉沉微，身无大热者，干姜附子汤主之。

70. 发汗后，恶寒者，虚故也。不恶寒，但热者，实也。当和胃气，与调胃承气汤。

68. 发汗，病不解，反恶寒者，虚故也，芍药甘草附子汤主之。

93. 太阳病，先下而不愈，因复发汗，以此表里俱虚，其人因致冒，冒家汗出自愈。所以然者，汗出表和故也。里未和，然后复下之。

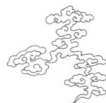

下之后，复发汗，更伤阳气津液，导致形成阴证，比如第 61 条"下之后，复发汗"的干姜附子汤方证，第 60 条的"下之后复发汗，必振寒脉微细，所以然者，内外俱虚故也"。

从第 70 条可以看出，发汗后，有两种情况：①发汗后恶寒，属于汗出导致津液阳气虚损而陷入于阴证，可用芍药甘草附子汤主之。②发汗后不恶寒，但热（恶热），属于阳证、阳实热证，当清之、下之，用调胃承气汤。

张飞、林黛玉两个典型的人物形象，可以帮助理解阴证、阳证。两个人物外感的时候，张飞可能是表阳证的太阳病，林黛玉就是表阴证的少阴病。外邪入里传变也是和阴证、阳证的体质相关。

第 70 条的"但热者，实也"，和第 60 条的"内外俱虚故"，形成鲜明对比。按照后世的说法，就是邪气入里寒化或者热化，寒化即传变为太阴病，热化即传变为阳明病。但为何会有入里寒化、热化的区别呢？不在于邪气的性质，而在于机体内在的虚实、寒热状态。

表证入里寒化、热化，和内在的阴证、阳证是有关系的。如果是阳证的张飞，是热的、实的状态，邪气入里容易热化，邪气入里大概率传变为阳明病，即入里热化。如果是阴证的林黛玉，是寒的、虚的状态，入里就容易寒化，邪气入里大概率是传变为太阴病，即入里寒化。所以古人有中气足则病在阳明、中气虚则病在太阴的说法。

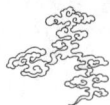

第49节　太阴病的核心主药

太阴病的病机是里阴证，具体体现为里虚证、里寒证。虽然阳虚、阴虚、津虚、气虚、血虚都归属于太阴病，但太阴病更主要的是阳气虚，治法是补虚、温阳散寒。其实这两个治法是相通的，因为常用药物姜、桂、附、吴茱萸，既能补虚，又能温阳散寒。补虚主要补的就是阳气，仲景的主药是姜、桂、附、吴茱萸，这四味药，能够帮助我们把太阴病给串起来。

干姜的代表方是甘草干姜汤，也是里虚寒的基本方。干姜辛温，温阳兼以化饮。阳虚明显再加附子，就是四逆汤。四逆汤方证的下利清谷，也反映了病机是里证虚寒，同时兼有水饮。

附子的代表方是四逆汤。类方有干姜附子汤、通脉四逆汤、通脉四逆加猪胆汤、四逆加人参汤、茯苓四逆汤等。

附子和干姜常常作为对比，附子走而不守、通行十二经，可表可里。不论病位在表、在里、在半表半里，只要属于阴证，皆可用附子。尤其是在表阴证的少阴病，温阳只用附子。干姜守而不走，只用于半表半里、里证的阴证。

四逆汤中剂量最大的是炙甘草，炙甘草甘温，与附子、干姜配伍，辛甘化阳，类似把附子、干姜的热缓慢释放，转化为人体所需要的阳气。

四逆汤对应的重证，加大附子、干姜剂量，就是通脉四逆汤方证。在通脉四逆汤方证基础之上，出现了格拒症状，阴盛格阳，再加猪胆汁

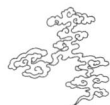

避免格拒，就是通脉四逆加猪胆汤方证。四逆汤去掉甘草，就是干姜附子汤，治疗"昼日烦躁不得眠"，阴证基础上的假热，也可以认为是格拒证，格拒证是阴盛格阳所致，是阴寒重证，此时有两种策略，一种是加大温阳力度，如通脉四逆汤，就是加大附子、干姜剂量，一种是减少甘缓药物，四逆汤去甘草、顿服，即干姜附子汤，也能起到回阳救逆的作用。

61. 下之后，复发汗，昼日烦躁不得眠，夜而安静，不呕，不渴，无表证，脉沉微，身无大热者，干姜附子汤主之。

需要明白，临床当中死证多见于机体功能沉衰的里阴证的太阴病。四逆汤方证的下利清谷、四肢厥逆、脉微欲绝，类似下利脱水形成的休克状态，可以把四逆汤方证当作一个休克状态去理解。

阴证的病情更重，里阴证更容易出现急危重证，治疗的重点在于扶正，在扶正基础上祛邪。就像打仗的时候，要守紧了后防，不能后防空虚，先保存自身再寻求消灭敌人的机会。

四逆汤还有两个类方，一个是四逆加人参汤，一个是茯苓四逆汤。

385. 恶寒，脉微而复利，利止亡血也，四逆加人参汤主之。
69. 发汗，若下之，病仍不解，烦躁者，茯苓四逆汤主之。

为什么加人参呢？

我们可以联想到相关方证，如桂枝加芍药生姜各一两人参三两新加汤、白虎加人参汤，都是用人参健胃益气生津液。在四逆汤方证基础之上，利止亡血也，津气损伤明显，加人参健胃益气生津液。当今临床上常用的参附注射液，也可以认为化裁于本方。如果伴有水饮证的烦躁，在四逆加人参汤的基础上，再加茯苓利饮、宁心安神，即茯苓四逆汤。

补气药物代表是人参、黄芪，代表方是四君子汤、补中益气汤。人

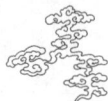

参，目前常用党参替代，如果是热病的津气两伤，可以考虑用西洋参替代。黄芪有走表作用，《金匮要略》的防己黄芪汤、黄芪桂枝五物汤、防己茯苓汤、黄芪芍药桂枝苦酒汤、桂枝加黄芪汤等方证，都有表证，所以在少阴病、气虚兼有表证的时候，往往用黄芪来益气固表。如大家非常熟悉的玉屏风散，其实就是治疗少阴病的气虚外感，黄芪、白术益气，防风解表。正是因为黄芪走表，利于气血向上向外，所以后世认为大气下陷、中气下陷的时候，重用黄芪益气升提，如补中益气汤、升陷汤。

辛甘化阳的代表方有甘草干姜汤、桂枝甘草汤。酸甘化阴的代表方就是芍药甘草汤，如果陷入于阴证，在芍药甘草汤基础之上，再加附子，即阴阳双补。在少阴病篇的桂枝加附子汤，也有芍药、甘草、附子的配伍。

四逆汤是辛甘化阳的主方，而芍药甘草附子汤，可看作四逆汤去干姜加芍药（见表16）。功效从单纯温阳变成了阴阳双补。

表16 四逆汤与芍药甘草附子汤用药异同

	相同	不同
四逆汤	附子、炙甘草	干姜
芍药甘草附子汤	附子、炙甘草	芍药

桂枝解表的代表方是桂枝汤，温阳的代表方是桂枝甘草汤，利水的代表方是苓桂术甘汤、五苓散。

桂枝温阳，更强调的是心脏部位的症状，如条文所述的"其人叉手自冒心""心下悸欲得按者"，从脏腑辨证来看属于心阳不足，桂枝、甘草辛甘化阳。小建中汤是桂枝汤倍芍药加饴糖，芍药养津液、饴糖甘温补虚，所以小建中汤方证侧重于津血不足，不能濡养，以腹痛、心中悸而烦为代表症状。在小建中汤的基础之上，又有黄芪建中汤、当归建中汤，分别侧重于黄芪补气、当归养血。

《神农本草经》认为芍药味苦平。芍药性味偏酸寒一些，可养津液

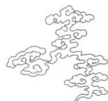

缓急止痛，养津液也具有一定的润肠通便的作用，如麻子仁丸中就有芍药，也有学者称芍药为小大黄。大家临床当中可能会发现，比如一些阴证的患者，如果用了芍药、当归、地黄这样的养津液的药物，容易出现便溏甚至是腹泻的情况。这就是第280条说的"设当行大黄、芍药者，宜减之，以其人胃气弱，易动故也"。

桂枝加芍药汤以芍药为主药，治疗津液偏虚不能濡养导致的腹满时痛。大实痛的情况下，加大黄攻下祛邪。可以想到大柴胡汤中亦有大黄、芍药的配伍。在桂枝加芍药汤基础上，如果津气亏虚明显，属于太阴病，加饴糖，就成了小建中汤，甘温补虚力度更大。对于饴糖可以这么理解，饴糖是麦芽糖，甘甜甘温补益，又累又饿又冷的时候，喝上一碗甜甜的糖水（饴糖），就会觉得身体变得温暖有力起来。

如果在桂枝加芍药汤基础上，大实痛，邪实明显，再加大黄，就是桂枝加大黄汤。

太阴病的时候，如果腹痛、大便难，有邪实情况之下，若正气亏虚不重，小剂量的大黄也是可以加入的，如大黄附子细辛汤，附子针对的是阴证，大黄针对的是邪实，即正虚邪实。依然归属于太阴病。

当归四逆汤方证、当归四逆加吴茱萸生姜汤方证，虽然也是以四逆为名，但四逆、阳虚的程度和四逆汤方证是无法比的，四逆汤是病位在里的阳虚重证，类似一个休克患者的表现，除了四逆还伴有下利清谷、脉微细弱、精神差、但欲寐等阳气虚弱的情况。当归四逆汤是在桂枝汤基础之上，去生姜，加当归、细辛、通草，病位偏于表，且有血虚水饮的情况，阳虚并不重，只是以手足厥逆、手足凉为主。若其人内有久寒者，加吴茱萸、生姜，其实就是内有久寒饮，因为吴茱萸、生姜、细辛、通草都是温化水饮的。

炙甘草汤的底方也是桂枝甘草汤，因此其主症是"脉结代、心动悸"。桂枝甘草汤方证、小建中汤方证、炙甘草汤方证都是以心脏症状为主的。从后世脏腑辨证来看，有肺、脾、胃肠虚寒水饮的时候，用药是

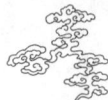

以干姜为主。以心脏部位的阳气不足的时候，以桂枝、甘草为主。只要陷入于阴证，附子都可以考虑。

吴茱萸，后世认为入肝经，肝经虚寒时多有应用。在《伤寒论》中吴茱萸汤的三条条文，以阳虚水饮上逆症状为主，温经汤中也是吴茱萸为温阳代表。

太阴病是里阴证，阴证是机体功能沉衰不足，即正虚，有气血阴阳的不同，仲景更加强调阳虚，所以太阴病主要是以姜、桂、附、吴为核心的方证。

津血不足，因津血同源，所以养血就是养津液，四物汤里面的熟地黄、当归、白芍，也是养津液的常用药。芍药甘草汤、炙甘草汤、四物汤、六味地黄丸都是滋阴养液的代表方。太阴病，有血虚、阴虚，但往往是阴阳两虚、气血两虚，如常用芍药甘草附子汤、当归芍药散、八珍汤、十全大补汤、肾气丸。

第50节 太阴病的小便不利

对于一些标志性症状，要重视，通过这些症状去确定病位或病性。条文反映了张仲景的临床思维，在表证的时候，强调通过恶寒、不恶寒来判断有无表证。在里证的时候，通过口渴、不渴来判断有无热证，进而判断阳证、阴证。

277. 自利**不渴者，属太阴**，以其脏有寒故也，当温之，宜服四逆辈。

97. 血弱气尽，腠理开，邪气因入，与正气相抟，结于胁下，正邪分争，往来寒热，休作有时，嘿嘿不欲饮食，藏府相连，其痛必下，邪高痛下，故使呕也，小柴胡汤主之。服柴胡汤已，**渴者，属阳明**，以法治之。

41. 伤寒心下有水气，咳而微喘，发热不渴。**服汤已渴者，此寒去欲解也**，小青龙汤主之。

里证要关注二便，阳明病以便干、便硬常见，也存在阳明下利。太阴病以便溏、下利常见，也存在虚性便秘。太阴病除了关注大便，更要关注小便。

小便不利也是里证常见症状，病机主要有两个：

第一个，津液亏虚，常见小便不利。夏天的时候出汗多，小便的量自然就少了。比如白虎汤方证、承气汤方证，热盛伤津的时候，小便是量少的、小便不利。如四逆汤方证的时候，阳虚津液也虚的休克状态，

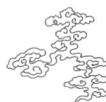

除了四逆、脉微细欲绝以外，小便也是量少的。如桂枝加附子汤方证，大汗出后陷入于阴证，小便量也是少的。

20. 太阳病，发汗，遂漏不止，其人恶风，小便难，四肢微急，难以屈伸者，桂枝加附子汤主之。

第二个，痰饮水湿证，常见小便不利。如果是正常的健康的患者，身体代谢废物的大便、小便是通利的。如果大便不通，或者排出过少，排出困难，就会形成阳明腑实证。如果小便排出过少，排出困难，就会形成痰饮水湿证。所以小便不利，更多指的是小便量少，当然也包括小便排出困难，可以将其归入小便不利范畴，往往伴有舌头是胖大的、有齿痕的、舌苔润腻滑等。痰饮水湿证属于太阴病，常伴见机体功能沉衰不足，虽然有口渴，但饮水不多，而且小便量少，最典型的莫过于十枣汤方证，有胸腔积液、有腹水，却小便量少，水液代谢的病理产物无法排出，从而蓄积形成了胸腔积液、腹水。怎么办？给邪以出路，视其前后不利、利之即愈。

对于胸腔积液、腹水，西医常用利尿剂去治疗，并不是说膀胱里有水排不出来，不是尿路梗阻，而是膀胱里面没有尿液，小便生成得少，并不是尿路的问题，

比如老年男性前列腺肥大，导致尿路梗阻，排尿困难，或者尿路结石导致的小便不利，但实际上膀胱里面的尿量不少，本身小便的生成并没有问题，不属于痰饮水湿证，不需要利水去增加尿量的生成。

125. 太阳病身黄，脉沉结，少腹硬，小便不利者，为无血也。小便自利，其人如狂者，血证谛也，抵当汤主之。

59. 大下之后，复发汗，小便不利者，亡津液故也。勿治之，得小便利，必自愈。

71. 太阳病，发汗后，大汗出，胃中干，烦躁不得眠，欲得饮水者，少少与饮之，令胃气和则愈。若脉浮，小便不利，微热消渴者，五苓散主之。

199.阳明病，无汗，**小便不利**，心中懊恼者，身必发黄。

278.伤寒脉浮而缓，手足自温者，系在太阴。太阴当发身黄，若**小便自利者**，不能发黄。至七八日，虽暴烦下利日十余行，必自止，以脾家实，腐秽当去故也。

第125条，小便不利，说明是蓄水，小便自利，说明不是蓄水，是蓄血证。怎么看出是蓄水？最重要的应该是小便量少，排得少，小便不利，说明水饮蓄积于体内，如果是小便排尿困难、但小便的总量不少，不能说明有水饮内停。

第59条，亡津液，所以小便不利，即小便量少。得小便利，即津液恢复，小便量增多。说明小便的量更关键。

第71条，如何判断出是水饮内停？小便不利是关键症状。

第199条、第278条，为何发黄？小便不利，小便量少，热邪无法通过小便外排，导致瘀热在里而发黄。如果小便自利，即小便正常，小便量不少，热邪有出路，就不能发黄。

综上所述，小便不利是小便不正常，虽然有学者认为小便困难、小便频都算小便不利范畴，其实更重要的，指的是小便量少，常见原因有津液损伤、水饮内停。小便自利，是小便利。如遇到一个水饮内停或津液损伤的患者，有小便不利，经过妥善用药治疗后，就变成了小便利，小便量增多，标志着病情缓解或痊愈。比如对于心功能不全，给予利尿剂治疗后，要观察利尿后小便量是否增加，小便量增加了，小便利，说明心功能就会得到改善。如果一个患者，就诊的时候，小便没有问题，小便量不少，就是小便自利，说明没有水饮或没有津液损伤，如第125条：小便自利，其人如狂者，血证谛也。

因为太阴病是阴证，正气不足，也多存在津液不足，同时太阴病容易形成痰饮水湿，所以小便不利的症状更为常见。痰饮水湿多表现为小便不利，但不能通过小便不利一个症状确定是痰饮水湿证。

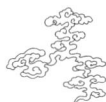

第51节　虚热、实寒、外邪里饮归经问题探讨

太阴病重点讲了附子、桂枝、干姜、吴茱萸类方证，更多属于机体的阳气不足所致病证。临床上气虚、血虚、阴虚的诊治，也属于太阴病，我们也需要掌握。

黄芪、人参、附子，都是补虚的，本身并没有走表或者走里的趋势，完全是看药物的引导，比如附子和桂枝汤相配的桂枝加附子汤，就是温表阳，附子和干姜、甘草配伍，温的就是里阳。同样道理，人参、黄芪补气，和桂枝相配补的就是表的气虚，和里药配伍就是补的里的气虚。

有桂枝加附子汤，也有桂枝加人参汤和桂枝加黄芪汤。里证的时候，有以人参为主的四君子汤，以黄芪为主的补中益气汤，以附子为主的四逆汤等。后世的所谓的健脾，说明脾的功能沉衰不足，是虚证，虚则补之，归属于太阴病的范畴。

经常有人问，里实热证是阳明病，里虚寒证是太阴病。那么虚热、实寒，如何归类？

虽然胡老有寒热有常、虚实无常的说法，但是胡老说的虚实指的是邪实、正虚。即邪气盛则实、正气夺则虚的虚实。

我们现在强调的虚实，更关注的是正气的虚实。正气的虚实，决定了机体功能的亢奋还是沉衰，决定了寒热，继而决定了阴证、阳证。

辨阴阳的本质是辨正气的虚实，胡老说机体功能亢奋者为阳，机体

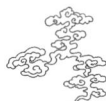

功能沉衰者为阴，机体亢奋还是沉衰，取决于正气的虚实。正气我们更强调阳。但实际上，正气包括气、血、阴、阳。阴证具体包括阳虚、阴虚、气虚、血虚，需要扶正的都是虚证，都是阴证。从这个角度来说，补阳的四逆汤、补气的四君子汤、补血的四物汤、补阴的六味地黄丸，治疗的证候都属于虚证、阴证，都属于太阴病。

1. 虚热的归经

辨虚实，辨的是正气的虚和实，从正气角度入手，更容易把握临床问题的核心。比如，虚热的热是虚产生的，气虚导致的发热，阳虚导致的发热，阴虚导致的发热，血虚导致的发热，治法分别是补气、补阳、补阴、补血，治法是补法，补的是正气不足，并不需要清热，归为虚证、阴证。

补中益气汤方证的气虚发热，扶正补虚即可，不需要清热，那补中益气汤方证是阴证还是阳证？六味地黄丸方证的阴虚有热，热是源自阴虚不足，六味地黄丸是以滋阴为主，属于补法，只不过补的是阴，阴也是正气，六味地黄丸方证是阴证还是阳证？

大家要明白，讨论虚实，应更关注正气的虚实，而不是邪气的虚实，因为我们关注的是扶正祛邪，只要正虚，就扶正或扶正祛邪，只要正气不虚，就单纯祛邪，不需要扶正。辨正气的虚实，比辨寒热更重要。

2. 实寒的归经

里证的时候，如果邪气实、正气也实，就是个实证、阳证的阳明病，治以攻邪。如果邪气实，但正气虚，那它就是虚证、阴证的太阴病。

大黄附子细辛汤，用附子是干嘛的？用附子是攻邪气的还是温补正气的？如果你承认附子是温补正气的，大黄附子细辛汤用了附子，说明这个患者机体功能存在不足的虚证的寒证，是阴证，所以它是归属于太阴病的，只不过在太阴病基础之上伴有邪实而已，用大黄祛邪，用附子扶正温阳，这是一个本虚标实，依然归属于虚证，属于阴证。因此大黄附子细辛汤方证是里阴证的太阴病，同时伴有邪实。

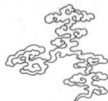

正气的虚实不能错杂，进而阴阳不能错杂，生病的患者，正气不是虚就是实，不是阴证就是阳证，但寒热可以错杂。比如一些年轻女性，虽然是脸上长了青春痘，但是月经量是少的，手脚是冰凉的，吃凉的容易拉肚子，属于厥阴病的上热下寒。虽然寒热错杂，有寒有热，但本质是阳虚宫寒，是阴证，只不过阴证基础上有上热，治法是在温阳益气养血基础上，适当给予清热。

提一个思考题，有些患者，既怕冷又怕热，请问是属于阴证还是阳证呢？正气虚还是正气不虚呢？

3.外邪里饮的归经

阴阳是从整体上来辨别的，证候虽然有寒有热，有虚有实，但从阴阳角度而言，不是阴证就是阳证，不可能既是阴证又是阳证。即使是一些特殊情况下的太阳太阴合病、阳明太阴合病，也不例外。

小青龙汤方证是外邪里饮，常说太阳太阴合病。看上去好像是阳证和阴证的合病，但是大家有没有想过，小青龙汤方证是怎么形成的？

大概率的情况是，平素就有痰饮水湿的患者，一旦外感，感受外寒，就形成了外邪里饮的表里合病。因此素有痰饮水湿者，痰饮就是夙根，更容易形成外邪里饮证。而不是先外感、再入里生成痰饮水湿。

实际上，痰饮水湿归于太阴，之所以能够形成寒饮，前提是这个患者是阴证，是林黛玉，不是张飞。所以小青龙汤方证是阴证的外邪里饮，实际上是少阴太阴合病，但为何都说小青龙汤方证是太阳太阴合病？

一个是因为阳虚不是太重，还有是因为表证相对偏重偏实，需要用麻黄、桂枝来解表，所以还是遵循既往意见，称小青龙汤方证是太阳太阴合病。如果小青龙汤方证的患者，阳气虚弱明显，需要加入附子的时候，就必须称之为少阴太阴合病了。

单纯的痰饮水湿属于太阴病范畴，痰饮水湿化热了，这个热需要清，就不是单纯的太阴病了，而是太阴病伴有内热，称之为太阴阳明合病。具体分为湿重热轻、湿热并重、湿轻热重。

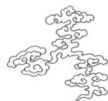

痰饮水湿化热，具体到患者，要根据痰饮水湿与热的孰轻孰重，依然可以分为阳证的阳明病或者是阴证的太阴病，具体可以归为太阴化热、阳明夹湿。如果热重，我们就把它归入阳明病，比如白虎加苍术汤方证，如果湿重热轻，我们就把它归为太阴病，如五苓散方证。越婢加术汤方证有表证，有热，有湿（苍术），可以归入太阳阳明太阴合病，因为湿属于太阴，当然也可以说是太阳阳明合病夹湿。

寒热可以错杂，邪气的实和正气的虚可以错杂，但正气的虚实不能错杂，阴阳绝对不能错杂，生病的患者，不是阴就是阳。

阴阳是整体的辨证，不是局部的，就像林黛玉上火的时候会有痤疮、口腔溃疡，但不能就否认其整体依然属于阴证，治疗大方向依然是温阳益气养血。我经常举的例子，中国虽然有发达的城市北上广，但从整体上来说中国依然是发展中国家。

病位在表的时候，不是表阴证就是表阳证，同样半表半里的时候，不是半表半里阳证就是半表半里阴证，因此不存在太阳少阴合病、不存在少阳厥阴合病。包括一些人认为厥阴病是少阳太阴合病，这也是不对的，少阳是阳证，太阴是阴证，是不能合病的。

虽然有太阳太阴合病、太阴阳明合病的说法，实际上，从整体来看，依然不是阴证就是阳证。太阳太阴合病指的是外邪里饮，太阴阳明合病更多指的是痰饮水湿化热的情况。

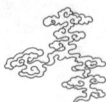

跋

　　我反复强调，学习经方，是要透过《伤寒论》的 398 条、113 方，去学习医圣张仲景给我们构建的六经辨证体系，去学习张仲景的临床思维。具体表现为，张仲景是怎么望闻问切的，怎么辨证的，怎么处方用药的。学经方，学的是《伤寒论》教给我们的六经辨证，这是一个完整的理论体系。

　　在临床当中，无论遇到什么样的疾病，你见过的，没见过的，在六经辨证体系指导下，你就有信心。永远牢记"漫言变化千般状、不外阴阳表里间"，坚持六经辨证论治，将两个病性、三个病位诊断标准烂熟于心，反复体会常见方证、药证，只要你会诊断阴和阳，只要你会确定病位在表、在里、在半表半里，我相信你就会处于一种庖丁解牛的境界。无论什么疾病，兵来将挡、水来土掩，都能给予妥善的治疗。当你遇到困难的时候，你就想，如果这个患者找张仲景老先生去看病，老先生该怎么办呢？那我们就模仿老先生一样去思考、去辨证、去立法、去处方，解决这个问题就可以了。

　　林黛玉平常的状态，乏力、气短、怕冷、便溏、小便频、手足凉、月经不调，就属于太阴病，林黛玉外感了，就是少阴病或少阴太阴合病，林黛玉上火了，就是厥阴病，林黛玉上火的时候又外感，那就是三阴合病，也可以近似认为厥阴病伴有表证不解。

　　阴证的患者本身就是虚寒的状态，如阴证的代表人物林黛玉外感之后，表现为少阴病，但往往不是一个单纯的少阴病，而是少阴太阴合病。如果说林黛玉外感后没有明显里证表现，我们可以单纯解表，比如用麻黄附子甘草汤、桂枝加附子汤。合病有里证则表里双解，如用白通汤、桂枝人参汤等。在少阴病证解决之后，后续还要从太阴病去补益气血善后，用当归芍药散合四君子汤或当归芍药散合四逆汤去益气养血温阳补虚。

林黛玉的虚寒，更容易形成痰饮水湿证。不论是外邪里饮的小青龙汤方证，还是攻逐水饮的十枣汤方证，服药之后症状缓解了，后续如何治疗？依然要从太阴病论治，肺为贮痰之器、脾为生痰之源，善后要从脾论治，即从太阴论治，大概率还是需要六君子汤、苓桂术甘汤之类的去善后。

从正邪角度而言，中医治则只有三个：扶正、祛邪、扶正祛邪。在太阴病，正虚为本，治法是扶正或扶正祛邪。常用药是温阳的桂、附、吴、姜，益气的人参、黄芪，滋阴养血生津的熟地黄、当归、白芍、麦冬等。也希望本书能够帮助大家理解、掌握太阴病，构建起属于你自己的六经辨证体系。

欢迎大家关注经方领域头部学术微信订阅号"胡希恕经方医学"，和我们一起有体系地学习经方。

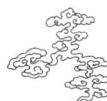

跋